MIXTE
Papier issu de sources responsables
FSC® C007507

Conception et réalisation graphique : Thomas Hamon

Photogravure : Quat'coul

57 rue Gaston Tessier, 75019 Paris

ISBN : 978-2-7324-8514-0 • Dépôt légal : janvier 2018

Conforme à la loi n°49-956 du 16 juillet 1949

sur les publications destinées à la jeunesse.

Achevé d'imprimer en mars 2023 sur les presses de GraphyCems en Espagne

www.editionsdelamartiniere.fr

RÉBECCA SHANKLAND
JACQUES AZAM

L'ANOREXIE

un guide pour COMPRENDRE

De La Martinière
Jeunesse

SOMMAIRE

Comprendre la maladie 7

PARTIE 1 L'énigme face à l'assiette 8

Régime puissance 10 10
Il faut que ça tilte ! 10
S.O.S. : signaux d'alerte 11
K.-O. face à l'assiette 18
Faim ? Moi ? Jamais ! 19
Des fourmis dans les jambes 20
Sur son petit nuage 24
Bienvenue en terre de conflits 26
Dans la famille Miam, je demande Boulimie ! 30
Allô maman bobo… 32
Paradoxes girl 34
Gare au point de non-retour 36
Derrière le miroir 37
Je t'aime, un peu, beaucoup… plus du tout ! 41
Deux voix dans sa tête 43

PARTIE 2 L'anorexie à la loupe 46

À qui la faute ? 48
Atteinte de « régime aigu » 49
Maladie d'ado 52
Maniaque du contrôle 53
Anorexique, mais encore ? 56
Des idées reçues en pagaille 58
Alors, à qui la faute ? 74

PARTIE III On ne reste pas les bras croisés 76

Plan d'action 79
Ça urge ! 79
Action 80
Stratégie de groupe 81
Approche tout en douceur 84
On met les parents dans le coup ? 86
On reste zen 88
Faire diversion 90
L'hosto, pourquoi pas ? 92
On y va mollo 93
Chacune son style 98
S'en sortir, c'est possible 100
Le déclic salvateur 101
On respire, on souffle, on tient bon 103
Conclusion 106
Annexes 108

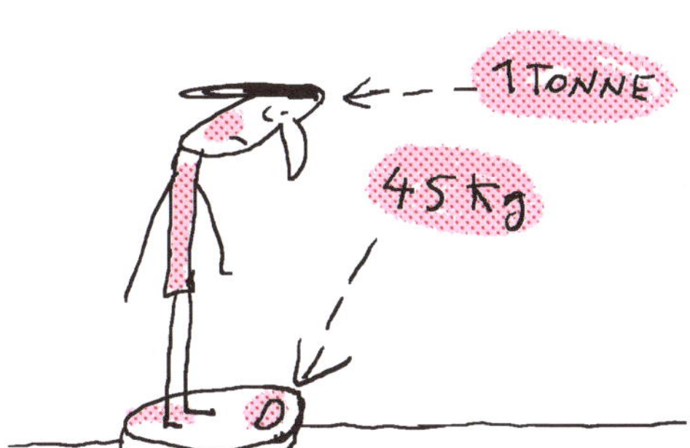

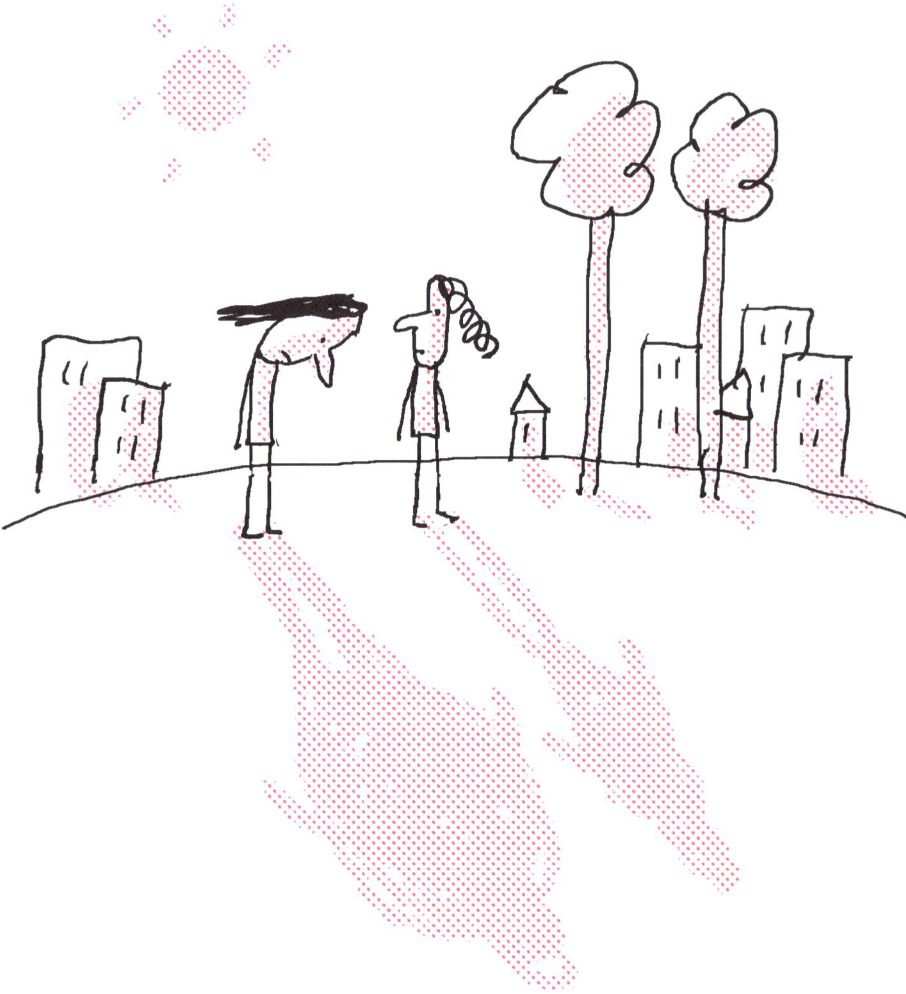

COMPRENDRE LA MALADIE

VOTRE MEILLEURE AMIE ou votre sœur change, elle maigrit de jour en jour et ne semble pas le remarquer. Elle a l'air d'aller bien, mais vous sentez que quelque chose s'est modifié dans votre relation, comme si elle ne vous disait plus tout. Vous ne la voyez plus manger et, en même temps, on dirait qu'elle ne pense qu'à ça…

CE LIVRE est fait pour vous permettre de comprendre votre amie et de l'aider à s'en sortir, car, plus vous découvrirez rapidement sa maladie, moins elle encourra de risques graves. Sachez que l'anorexie n'est pas une envie de mourir, mais, plutôt, un appétit de vivre trop intense, une course après un idéal très élevé de pureté, de perfection. Si vous rencontrez des comportements et des traits de caractère qui se contredisent chez votre amie, dites-vous que cela est normal, car l'anorexie est la maladie des paradoxes.

SI VOUS SOUFFREZ vous-même de ce mal que vous ne comprenez pas, qui a fait irruption dans votre existence à cette période délicate qu'est l'adolescence, lisez ce livre : il vous aidera à mieux comprendre ce qui se passe en vous, vous accompagnera dans votre difficile parcours et vous indiquera à qui adresser vos interrogations.

CE LIVRE présente des comportements souvent observés, mais chaque personne est unique. Vous allez peut-être vous reconnaître dans certains exemples, pas dans tous. Ce qui compte, c'est que vous puissiez prendre conscience que vous n'êtes pas seule concernée et que vous puissiez trouver des moyens de changer.

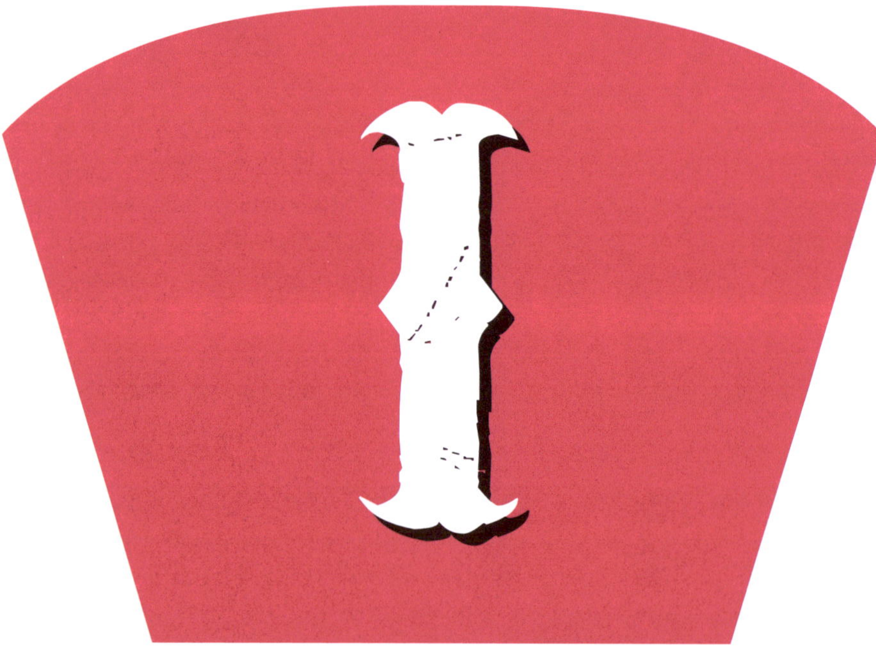

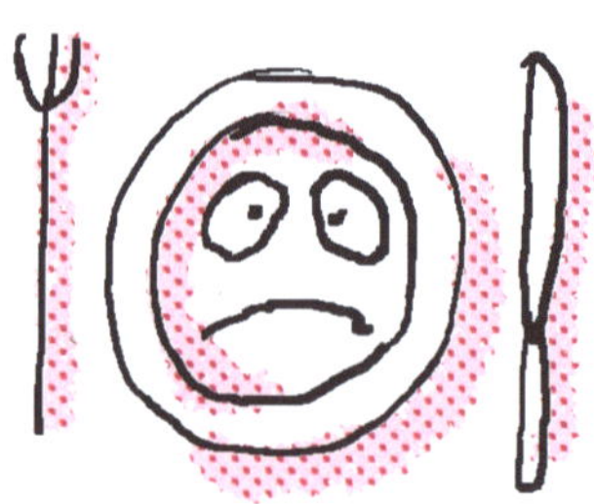

L'ÉNIGME face à l'assiette

RÉGIME PUISSANCE 10

L'ANOREXIE n'est pas une maladie qui s'attrape comme la grippe. Elle s'installe peu à peu. C'est le printemps, votre meilleure amie a envie d'entreprendre un régime. Personne ne se doute de rien, vous non plus d'ailleurs. Tout à coup, le régime s'emballe, elle perd 15 kilos en un mois. Elle flotte dans tous ses vêtements. Vous sentez qu'elle n'est plus comme avant, elle aussi en est probablement consciente, mais ni elle ni vous ne savez ce qui se passe. D'ailleurs, votre amie va de moins en moins comprendre ce qui se trame et se transforme en elle.

SACHEZ RESTER ATTENTIF À CE QUE VOUS OBSERVEZ.

Pourtant, certains signes étaient déjà là, avant la perte de poids. Qui les aurait reconnus ?

IL FAUT QUE ÇA TILTE !

À L'ADOLESCENCE, beaucoup de choses changent : vous êtes souvent plus sensible et susceptible qu'avant, vous vous sentez parfois mal dans votre peau, vous avez un sentiment d'insatisfaction par rapport au train-train de la vie quotidienne. Comment repérer alors, parmi ces émotions, l'apparition d'un trouble plus grave, comme l'anorexie ? Plusieurs signes pourront vous alerter, au niveau à la fois du caractère (renfermement sur soi, sautes d'humeur), et du comportement (évitement des repas, signes physiques de faiblesse, suractivité dans le but de perdre des calories, etc.).

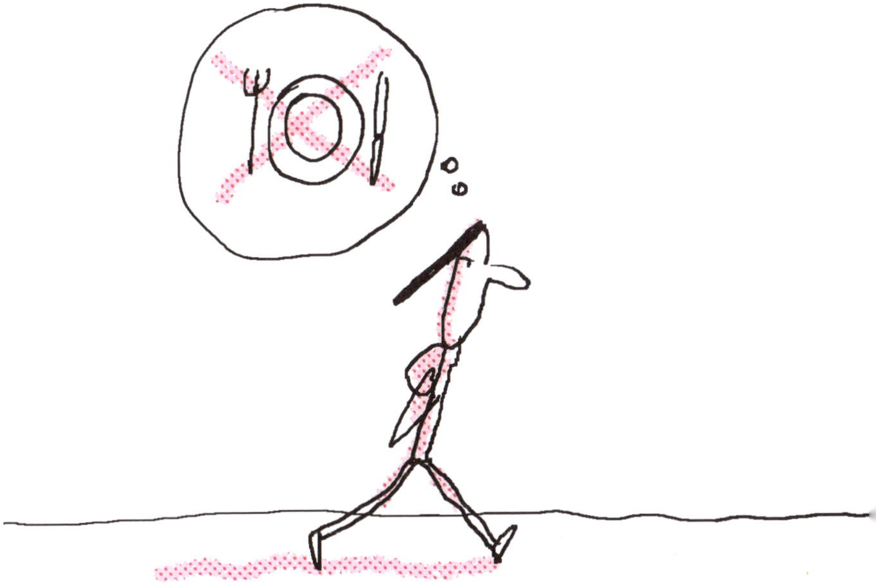

SOS SIGNAUX D'ALERTE

L'ANOREXIE est une maladie qui touche de nombreux adolescents : 1 % de la population adolescente en France, 2 500 nouveaux cas par an, tous âges confondus ! Mais elle est souvent repérée tardivement, lorsque le corps en a déjà subi les conséquences. Ce n'est qu'à ce moment-là que l'anorexique accède aux soins. La raison de la lenteur de cette prise de conscience est simple : si les signes de la maladie sont présents, ils sont masqués. Lorsque vous voyez une anorexique en phase avancée, le spectacle peut faire peur. Pourtant, au début de sa maladie, elle a l'air

Quand la maladie est là, comment la repérer ?

d'aller mieux que jamais. Pour un regard non averti, c'est une adolescente mince, brillante, gaie, manifestant une certaine indépendance, voire une grande maturité… trompeuse ! Qui imaginerait que l'affaire va mal tourner ? Quand la maladie est là, comment la repérer ?

POURTANT, repérer les premiers signes de l'anorexie est bien le meilleur moyen d'éviter le pire. Ces signes se manifestent sur le plan de son comportement, qui change sous vos yeux.
Si vous êtes sa meilleure amie, soyez attentive, car vous êtes la personne la mieux placée pour sentir que quelque chose change. Mais c'est une tâche bien compliquée, tant de choses bougent à l'adolescence ! Voici quelques signes qui vous permettront de reconnaître une anorexique.

Définition

L'« anorexie mentale » est une angoisse massive face à l'alimentation, qui empêche de manger; son contraire est la boulimie.

INDICE N°1 : L'EXPERTE, C'EST ELLE

L'ANOREXIQUE est devenue une spécialiste de la nourriture. Elle connaît la composition de chaque aliment, le nombre de calories qu'il apporte, s'informe et se passionne pour tout ce qui concerne l'alimentation : elle lit des magazines sur la santé et le bien-être, organise des sorties dans les magasins diététiques ou biologiques. C'est sa nouvelle passion ! Elle devient très sélective sur le plan de la nourriture, et commence à éliminer certains ingrédients de son régime alimentaire :

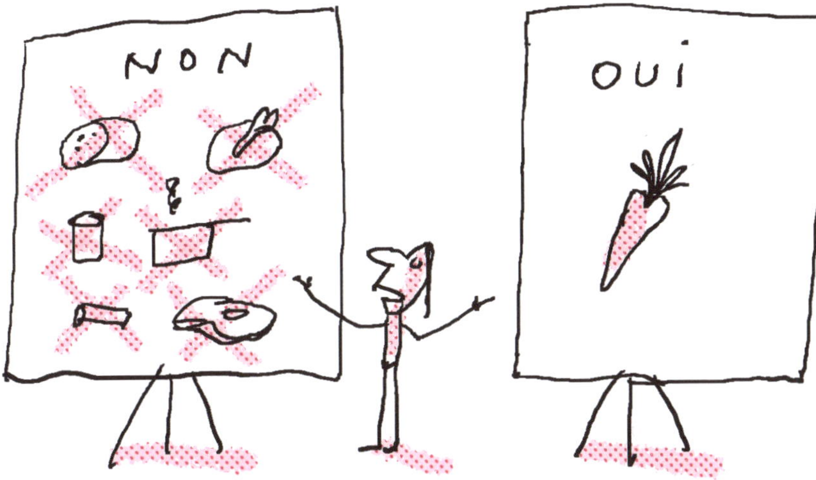

elle se débarrasse d'abord de toutes les composantes grasses (viandes, huile, beurre…), puis elle sacrifie les sucres (pâtisseries, crèmes…). Elle s'oriente vers une alimentation qu'elle estime de plus en plus saine et, surtout, qui ne fait pas grossir. Parfois, la sélection alimentaire peut aboutir à un produit unique : elle devient, par exemple, la reine de la tomate ! Puis c'est de pis en pis : elle trie les aliments en fonction de théories qu'elle s'est fabriquées elle-même. Elle pense, comme beaucoup d'anorexiques, que les aliments cuits font plus grossir, ce qui n'est bien sûr fondé sur aucune réalité physiologique. Elle décide alors de ne manger que des aliments crus et des produits laitiers.

ELLE S'ORIENTE VERS UNE ALIMENTATION QU'ELLE ESTIME DE PLUS EN PLUS SAINE ET, SURTOUT, QUI NE FAIT PAS GROSSIR.

L'aménorrhée

Au début, vous avez du mal à accepter vos règles: ça peut faire peur, du sang, en plus, il y en a parfois beaucoup. Vous avez l'impression que vous ne pouvez plus marcher normalement, que ça se voit… Vous vous sentez repérée comme s'il était écrit sur votre front que c'est le jour de vos règles! Pour les anorexiques, c'est encore pis: leurs règles leur font carrément horreur, et elles font tout pour ne plus les avoir. Certaines les perçoivent comme sales ou impures, une souillure qui attaque l'image qu'elles ont d'elles-mêmes ou qu'elles voudraient avoir. Parfois, elles sont perçues comme quelque chose qui n'appartient pas à leur propre corps, ou comme si celui-ci avait été blessé par un élément extérieur. Leurs sensations peuvent alors être très angoissantes. Parfois, elles vont jusqu'à demander au médecin une pilule pour arrêter les règles. Celles qui ne font pas cette démarche sont agréablement surprises de voir leurs règles disparaître au bout de quelques mois de jeûne intense. C'est ce que l'on appelle une «aménorrhée». Cela arrive dans toute situation de dénutrition où le fonctionnement physiologique du corps est totalement perturbé. Si la personne recommence à manger normalement, les règles réapparaissent. Même si elle n'a plus de règles, il arrive parfois que l'anorexique tombe quand même enceinte à la suite d'un rapport sexuel.

VOICI UN EXEMPLE TYPIQUE de repas d'anorexique: une salade verte sans sauce avec deux biscottes sans beurre, une tranche de fromage et un yaourt maigre aux fruits. Plus c'est léger, mieux elle se sent. Elle peut parfois être prise d'une véritable phobie de la graisse: l'huile la dégoûte tellement qu'elle lui donne envie de vomir. Céline, par exemple, ne peut plus toucher une feuille de salade s'il y a eu une goutte d'huile dessus.

INDICE N°2 : RITUEL DE PURIFICATION

L'ANOREXIQUE ressent le besoin de se débarrasser de ce qu'elle a mangé, comme si cela empoisonnait son corps. Elle entreprend alors des cures pour purifier ses intestins, pour se sentir propre de l'intérieur : par exemple, des cures de jus d'ananas, des cures de raisin, des cures de pommes. Elle peut se mettre à boire de grandes quantités d'eau tout au long de la journée pour évacuer ce qu'elle a ingurgité. Elle choisit souvent un aliment fort et agressif pour la digestion, tel le piment : elle pense que cela va aider à récurer ses intestins, comme de l'eau de Javel le feraient pour le nettoyage de la maison. Passionnée par la physiologie, elle connaît par cœur le fonctionnement du transit intestinal. Elle essaie de l'accélérer par tous les moyens pour se sentir vide le plus rapidement possible.

L'ANOREXIQUE PRÔNE LE VIDE... DE L'INTÉRIEUR.

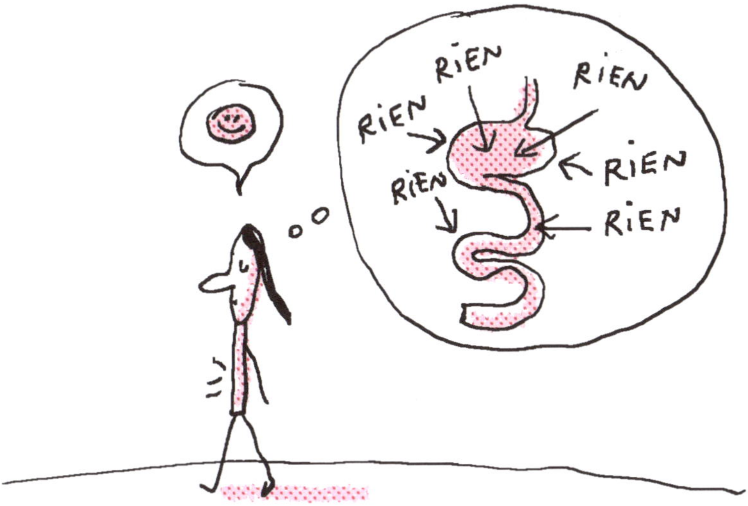

Qu'est-ce que la potomanie ?

La plupart des anorexiques boivent plusieurs litres d'eau ou de thé par jour : c'est ce que l'on appelle la « potomanie ». Normalement, il est conseillé de boire un litre et demi d'eau par jour, mais les anorexiques en boivent au moins cinq ! Qui soupçonnerait que cette pratique a des effets néfastes ? Pourtant, cette consommation excessive de liquides entraîne de grands risques physiologiques : à force de boire, le corps ne renferme plus assez de sodium, ce qui favorise les convulsions et peut, à l'occasion d'une absorption brutale et massive d'eau, conduire à un coma mortel. Les médecins tentent, avec l'aide de la malade, de contrôler la prise d'eau exacte pour évaluer les dangers et prescrire une réduction de la consommation.

En allant aux toilettes, elle a l'impression de se libérer des impuretés. Plus son ventre est vide et plat, mieux elle se sent. L'anorexique prône le vide… de l'intérieur.

AU DÉBUT DE LA MALADIE, cette sensation de lourdeur est plutôt d'ordre psychologique mais, dans une phase plus avancée, le corps n'étant plus habitué à manger, la digestion devient plus lente et tout aliment semble lourd, « ça reste sur l'estomac ».

INDICE N°3 : LE REPAS, OU LE PLAISIR NON PARTAGÉ

LES RELATIONS se corsent à la maison, surtout au moment des repas. Chez Laure, la balance trône sur la table. Chaque aliment est pesé : elle enlève soigneusement deux cuillères à café de riz pour ne pas manger plus que ce qu'elle a prévu. Elle inscrit sur un cahier le nombre

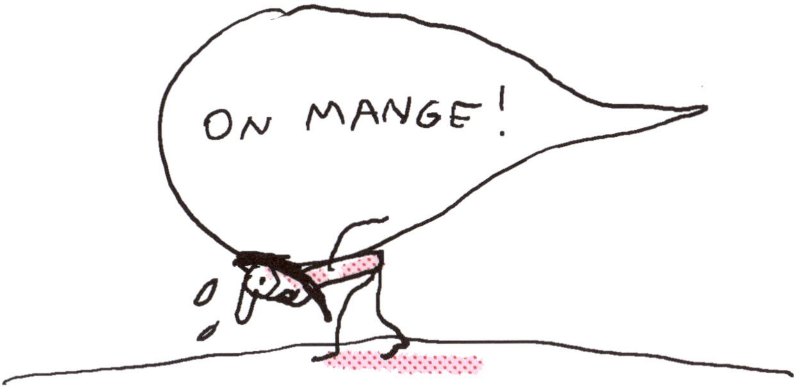

de calories qu'elle ingère chaque jour. Elle demande qu'on lui prépare un plat à part, sans sauce. Elle ne veut plus manger d'aliments cuits. Il faut que le repas soit prêt à 19 heures, sinon elle se mettra à table seule. Pour les anorexiques, le repas est évidemment un moment très angoissant, et la mise en place de tous ces rituels leur donne donc des repères rassurants et la sensation de tout maîtriser. Mais pour le reste de la famille, il est important de ne pas se faire emprisonner dans cette organisation draconienne, sinon la malade continuera à s'enfoncer et emportera sa famille avec elle.

APRÈS QUELQUES SEMAINES, seule Laure a accès à la cuisine. Elle prépare des repas pour sa famille, mais ne mange presque plus. Elle fait souvent des gâteaux pour ses frères, mais ne veut même pas y goûter. Bref, elle est constamment fourrée dans la nourriture, mais ne peut plus rien avaler. Les anorexiques aiment faire de la bonne cuisine, d'autant qu'elles connaissent bien les aliments et s'y intéressent beaucoup, mais elles ne touchent à rien. C'est là que la famille commence à s'inquiéter ; pourtant, les signes étaient déjà visibles avant…

K.-O. FACE à l'assiette

L'ANOREXIQUE est prisonnière d'un terrible rituel devant l'assiette. Quand elle s'assoit enfin à table pour un repas, elle met des heures à avaler une bouchée. Elle mâche, remâche, donne l'impression d'être ailleurs. Elle joue avec les aliments, les découpe en petits morceaux, les analyse et les dissèque, puis en jette la moitié en faisant mine d'aller laver son assiette. À chaque repas, Louise trouve une manière de vider discrètement son assiette : elle fait comme si elle allait se resservir dans la casserole mais, en réalité, remet tout le contenu de son assiette dedans ! Tous les soirs, elle remercie Boogie de l'avoir sauvée à table : son chien reste près d'elle et avale les morceaux de viande et de fromage qu'elle lui glisse sous la table ! Elle va souvent aux toilettes après le repas pour vomir en essayant de faire le moins de bruit possible pour ne pas attirer l'attention de ses parents. Une fois qu'elle a vomi, elle se sent mieux, mais c'est quand même sacrément contraignant de vivre comme ça ! En plus, la digestion ne commence pas immédiatement après un repas : lorsque l'anorexique sort de table pour vomir, elle rejette la nourriture avant même de l'avoir digérée et assimilée. Ses comportements peuvent paraître paradoxaux : d'un côté, elle affiche son refus de manger certains aliments ou des quantités trop importantes et, de l'autre, elle cherche à cacher en partie ce qu'elle fait pour éviter de provoquer encore des conflits ou de susciter de nouvelles remarques.

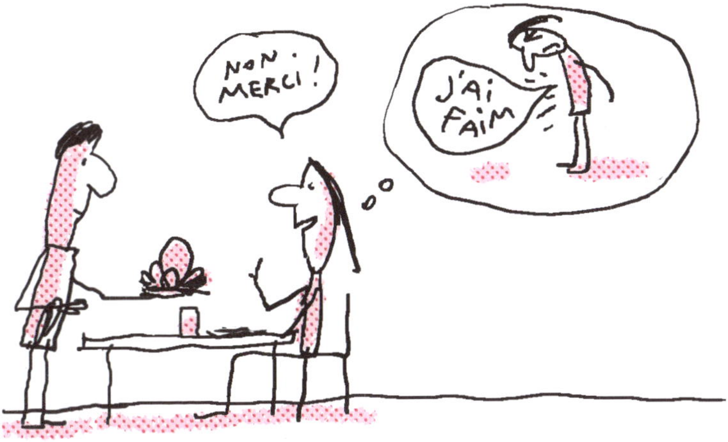

FAIM ? ??? MOI ??? JAMAIS !

ALORS QUE L'ANOREXIQUE ne mange pas, vous vous rendez compte qu'elle ne pense qu'à ça. Vous ne la voyez plus manger à la pause au lycée, mais elle vous parle des aliments qui nuisent à la santé, du micro-ondes qui tue les vitamines et provoque le cancer, des maladies causées par l'excès de sucres ou de graisses. Mais, même si elle ne mange pas et que cela n'a pas l'air de lui poser de problèmes, elle a très faim. En fait, au début de la maladie, le terme d'anorexie n'est pas approprié puisqu'il signifie « la perte ou le manque d'appétit ». Or, justement, l'anorexique, surtout au début, est torturée par la faim. Elle est obligée de mettre en place toutes sortes de moyens pour éviter la faim : mâcher des chewing-gums,

LA FAIM EST DEVENUE UNE ENNEMIE QU'ELLE CHERCHERA À ÉLIMINER À TOUT PRIX.

boire sans arrêt, se lancer dans de nombreuses activités qui lui font penser à autre chose. La faim est devenue une ennemie qu'elle cherchera à éliminer à tout prix. Son emploi du temps en est le témoin : toujours en retard pour partir à l'école, elle n'a pas le temps de prendre son petit déjeuner. Elle essaie toujours d'être occupée au moment d'un repas pour s'obliger à penser à autre chose. Louise a un coup de fil très important à passer juste à ce moment-là, ou bien elle a une telle quantité de travail qu'elle n'a pas le temps de se mettre à table.

DES FOURMIS dans les jambes

L'ANOREXIQUE DEVIENT aussi une championne de tout ce qui peut lui faire perdre des calories. Le mouvement, le besoin de bouger, devient alors une obsession.

DANS SA CHAMBRE, elle lit en marchant. Tout son temps libre, elle le passe à la salle de sport : alors que vous vous traînez pour perdre 20 grammes, vous êtes obligée de l'arrêter, car elle peut courir deux heures sur le tapis sans se fatiguer ! C'est la course après le temps. Elle ne supporte pas de ne rien faire. Impossible de comprendre comment on peut passer un après-midi devant la télé. Même le cinéma l'ennuie. Tout ce qui est mou la met hors d'elle : elle n'aura jamais la patience d'écouter quelqu'un qui parle

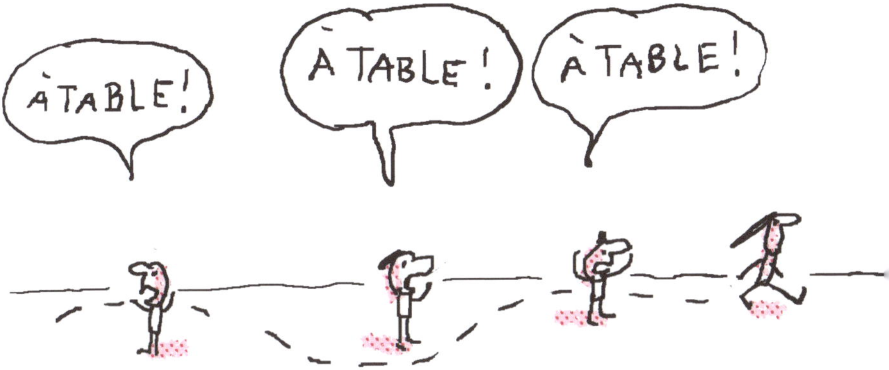

trop lentement, par exemple. Le problème, c'est qu'elle n'a plus de temps pour elle. On dirait que si elle se pose trente secondes, elle va prendre 3 kilos ! Rien ne la fatigue. Au contraire, elle se sent prise d'un malaise dès qu'elle s'arrête, elle est envahie par un sentiment de culpabilité. Une journée sans exercices et elle se ronge les ongles !

L'EXERCICE PHYSIQUE est du reste inadapté, car il est pratiqué en quantité largement supérieure à la moyenne des personnes de son âge, avec un apport calorique largement inférieur aux besoins de son corps. Elle risque des douleurs

Les astuces pour éviter repas et calories

Sarah est imbattable à ce jeu. Toujours en retard pour partir à l'école, elle n'a pas de temps pour prendre le petit déjeuner. Elle dit à ses parents qu'elle va manger chez des amis, mais elle arrive chez eux après le repas en leur disant qu'elle vient de manger. Elle se vante de faire des économies d'argent en rentrant à pied à la maison, en réalité, c'est pour perdre des calories. Elle évite définitivement les ascenseurs et refuse un dîner avec ses copains pour les rejoindre plus tard à une fête où elle danse toute la nuit sans même goûter à un seul petit-four.

Ce que vous pouvez trouver dans le sac d'une anorexique

L'anorexie est d'abord une maladie cachée. Pourtant, certains signes sont caractéristiques : elle se promène toujours avec une bouteille d'eau dans son sac, prend toutes sortes de médicaments tels que pansements gastriques (empêchant l'assimilation de la nourriture, pour s'assurer que tout ce qui a été ingéré soit évacué), paraffine, laxatifs (pour accélérer le transit intestinal et être plus rapidement libérée des aliments). C'est comme si elle voulait toujours être sûre d'avoir le ventre vide. Elle utilise également des diurétiques, produits ou plantes (par exemple, des tisanes à la queue de cerise) qui augmentent l'évacuation urinaire, lui donnant ainsi le sentiment de purifier son corps. Tous ces éléments lui servent à contrôler son poids pour être légère ou « vide » le plus longtemps possible. Mais la prise excessive de produits entraîne des carences en potassium accompagnées de perturbations importantes du système digestif : la digestion se fait très lentement – le bol alimentaire restant parfois plus de six heures dans l'estomac – et entraîne de fortes douleurs intestinales avec ballonnements et constipation.

et des fractures spontanées, pourtant rien ne l'arrête. À l'adolescence, on acquiert la moitié de sa masse osseuse, aussi le manque d'apports nutritionnels et les troubles hormonaux dus à l'anorexie, comme les carences en œstrogènes (hormones féminines favorisant la fixation du calcium et du phosphore dans les os), empêchent la solidification du squelette. Après deux ans de maladie, la densité osseuse diminue (ostéoporose) et les os se fragilisent. Ce phénomène est réversible à l'adolescence si l'alimentation normale est rétablie, mais il ne l'est plus

À L'ADOLESCENCE, ON ACQUIERT LA MOITIÉ DE SA MASSE OSSEUSE, AUSSI LE MANQUE D'APPORTS NUTRITIONNELS ET LES TROUBLES HORMONAUX DUS À L'ANOREXIE, COMME LES CARENCES EN ŒSTROGÈNES (HORMONES FÉMININES FAVORISANT LA FIXATION DU CALCIUM ET DU PHOSPHORE DANS LES OS), EMPÊCHENT LA SOLIDIFICATION DU SQUELETTE.

à l'âge adulte. D'où l'importance de repérer les cas d'anorexie le plus tôt possible.

DE PLUS, l'anorexique devient frileuse car elle n'a plus les apports nutritionnels suffisants pour que le corps crée l'énergie et la chaleur nécessaires. Pourtant, en plein hiver, elle continue à sortir avec sa petite veste en jeans, car elle sait que son corps doit brûler des calories pour lutter contre le froid. Encore une ruse pour perdre des calories…

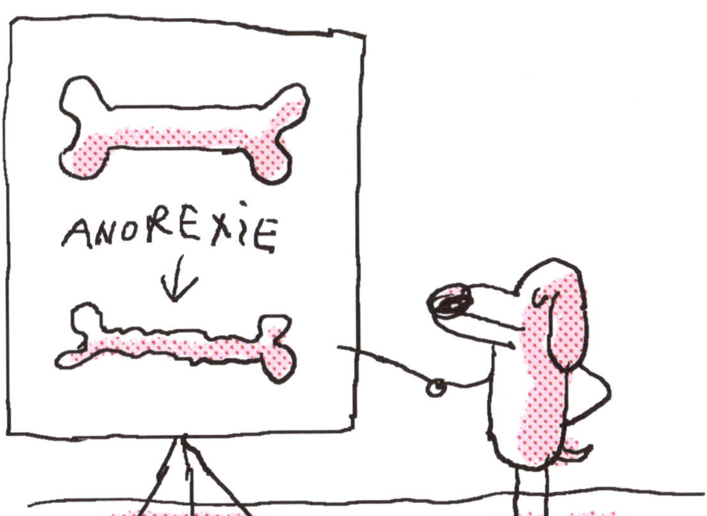

SUR son petit NUAGE

SON COMPORTEMENT vous semble vraiment exagéré, comme si elle avait peur que, du jour au lendemain, elle devienne trop grosse et ne passe plus la porte ! Elle est tout entière occupée à une perpétuelle stratégie pour éviter les repas et perdre du poids. Pourtant, elle semble ne pas en être consciente. Cette fille, de plus en plus mince et fragile, est douée d'une énergie inépuisable, car elle a une volonté de fer et les effets du régime la rendent euphorique. Des études montrent que le jeûne entraîne des modifications physiologiques, en particulier une augmentation des sécrétions d'endorphines. Or les endorphines sont des substances qui provoquent un sentiment de bien-être et d'euphorie, comme certaines drogues. Malgré son état de maigreur avancé, grâce aux endorphines, elle continue à se sentir bien, et même mieux qu'avant. C'est mademoiselle PLUS : plus d'activités, plus de sport, plus de connaissances. On est fatigué rien qu'à la voir vivre ! C'est aussi mademoiselle TROP. Si vous pouvez caser ce mot dans chaque phrase qui la concerne, c'est parce qu'elle est dans une logique d'anorexique : elle est TROP ordonnée, ses journées sont TROP organisées, elle fait TROP bien ses devoirs, etc. Ce besoin d'ordre vient de sa recherche permanente de maîtriser ce qui l'entoure et de son souci de perfection.

> L'ANOREXIE TE SHOOTE MORALEMENT ET TE RASSASIE PHYSIQUEMENT.
>
> VANESSA, 20 ANS.

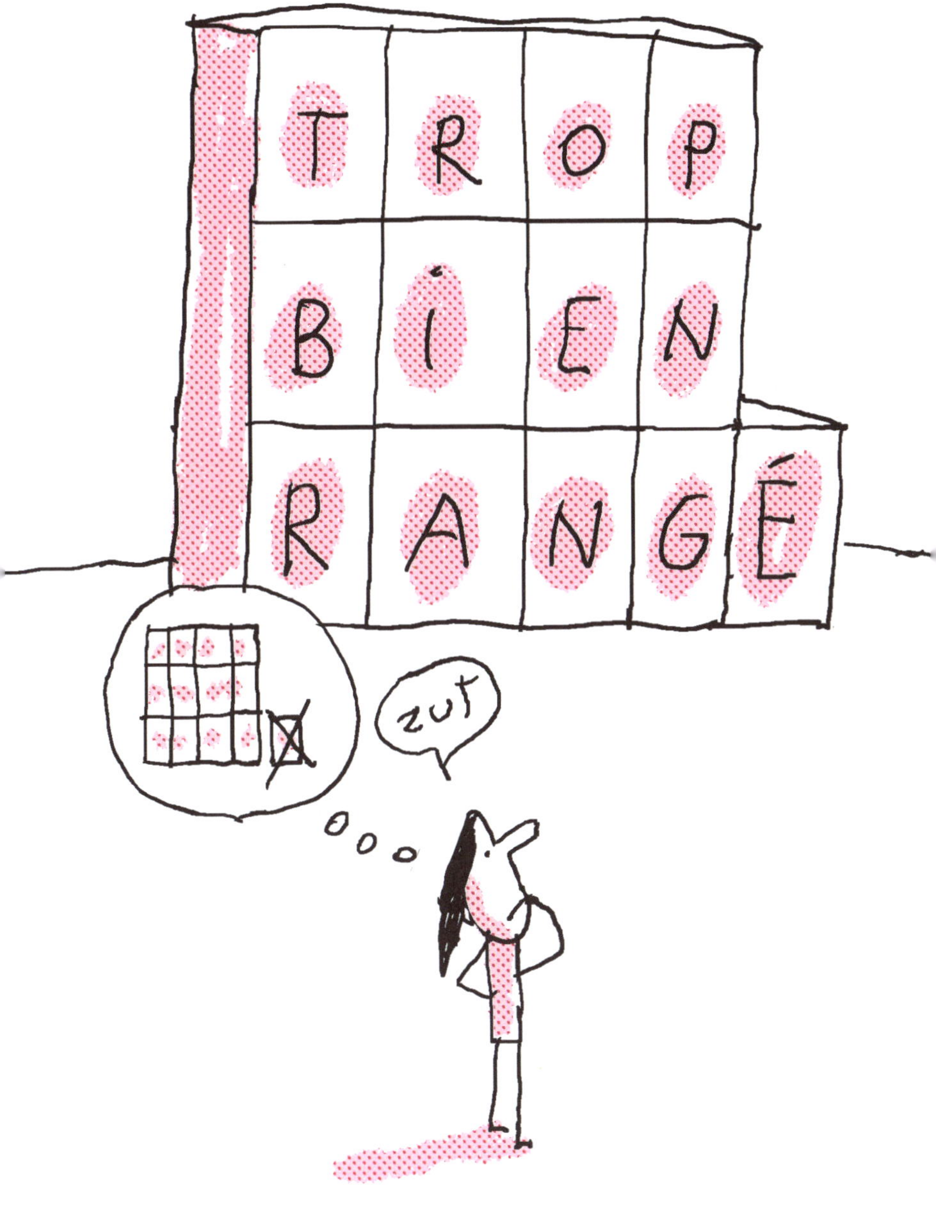
TROP
BIEN
RANGÉ
zut

BIENVENUE en terre DE CONFLITS

L'ANOREXIQUE semble, dans la première phase de la maladie, parfaite. C'est la meilleure de la classe. C'est la plus facile à la maison. Elle déploie un dynamisme inégalable et une volonté d'acier. Elle est mince. Elle est entourée de plein d'amis et adore leur faire des cadeaux. Elle est toujours attentionnée envers les autres, car elle veut se sentir utile, elle aime avoir le sentiment de se sacrifier pour les autres. On dirait que c'est la fille la plus heureuse au monde, et, d'ailleurs, elle dit qu'elle a tout pour l'être : des parents parfaits, des amis à volonté, de bonnes capacités intellectuelles… Elle est gaie, rayonnante, c'est un vrai plaisir de la côtoyer.

MAIS LE SOURIRE est trompeur. Petit à petit, ses pensées concernant la nourriture deviennent envahissantes, elle entre en conflit avec tout le monde. À table, les parents de Laure se regardent d'un air inquiet, mais se taisent. Il n'y a plus de communication dans la famille, sauf quand, de temps en temps, quelqu'un ose dire à Laure que, peut-être, elle exagère un peu. Elle se met alors en colère et leur dit qu'ils ne comprennent rien. Alors, la famille replonge dans le silence jusqu'à ce qu'un autre craque, à force de regarder ces comportements absurdes. Vous lui proposez ses plats préférés, et elle vous rétorque qu'elle n'a pas faim. Si elle mange quelques bouchées, elle devient pâle et peut avoir des sensations de vertige. En somme, elle n'a pas l'air dans son assiette ! Ses parents ne la reconnaissent plus. Ils pensent que leur fille a suffisamment de difficultés pour ne pas insister. De plus, ils se retiennent tellement de lui dire les choses en face qu'ils craignent, lorsqu'ils vont enfin ouvrir la bouche, de ne plus maîtriser ce qui va en sortir, peut-être des paroles trop violentes qui risqueraient de la blesser irrémédiablement… Pourtant, il faut bien que quelqu'un l'arrête, sinon elle continuera à s'enfoncer et emportera avec elle toute sa famille. Ayez le courage de dire « stop ! » !

ELLE NE DEVIENT pas seulement irritable et impatiente, elle est aussi de plus en plus perfectionniste. Elle est obsédée

PETIT À PETIT, SES PENSÉES CONCERNANT LA NOURRITURE DEVIENNENT ENVAHISSANTES, ELLE ENTRE EN CONFLIT AVEC TOUT LE MONDE.

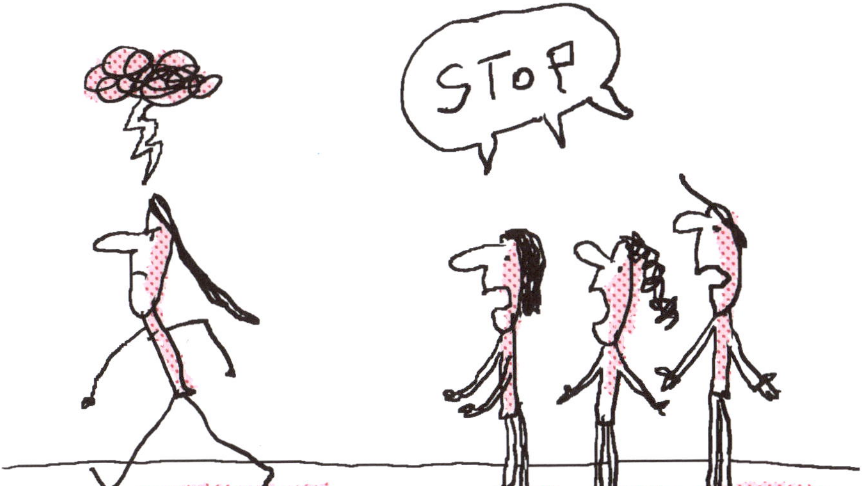

par le rangement, la propreté, la pureté : tout doit être parfaitement ordonné. Son besoin de tout maîtriser la rend maniaque. Puis faire le ménage sert aussi à perdre quelques calories !

ELLE DEVIENT «INTELLO». Elle refuse d'aller chez vous en prétextant qu'elle doit étudier. La réussite scolaire n'est jamais assez satisfaisante : un 18 sur 20 est encore un échec. Elle essaie d'atteindre une image idéale de grandeur intellectuelle, mais c'est aussi un moyen de se focaliser sur une activité pour éviter de penser à autre chose ou de devoir entrer en communication avec d'autres personnes, ce qu'elle n'ose plus faire. Vous remarquez qu'elle change de discours sur les garçons : la drague ne l'intéresse plus. Elle vit dans un monde où le mode de relation se situe uniquement sur le plan de l'esprit, et non sur celui du corps.

DANS LES AMITIÉS, les choses changent aussi. En peu de temps, l'anorexique commence à trouver ses copines ridicules car elles rigolent pour un rien, ne parlent que de leurs copains. Elle a l'impression d'être bien plus mature que les autres. Elle prend de la distance par rapport à vous, elle est froide et vous

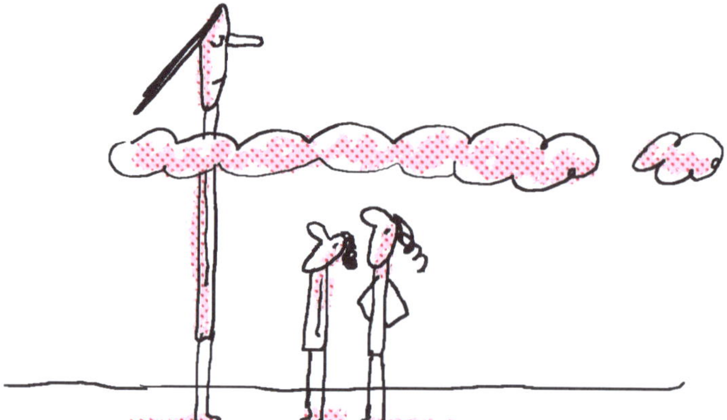

fait des remarques sèches. Vous la regardez et vous vous rendez compte qu'elle n'est plus à la mode : on dirait un pantin qui se cache derrière des vêtements trop larges pour éviter des réflexions sur sa maigreur. Vous avez le sentiment qu'elle plane à deux mille mètres !

Un emploi du temps de ministre

Elle se lève le matin avant ses parents, avale rapidement un petit déjeuner, parce qu'il est écrit, dans les livres ou les magazines, que c'est le repas le plus important de la journée. Et puis, de toute façon, on est sûr de brûler toutes ses calories avant la fin de la journée. Elle mange chaque matin la même chose pour éviter de réfléchir tous les jours à ce qui est encore mangeable… Elle sort ensuite faire son footing (histoire de perdre les calories qu'elle vient de prendre). Elle prépare ses affaires et marche jusqu'au lycée. À midi, elle va soit faire un peu de sport, soit étudier dans une salle, en sautant le déjeuner ou en mangeant un substitut de repas. À la sortie des cours, elle court à sa leçon de piano, à la danse, puis au cheval avant de rentrer pour étudier dans sa chambre. Elle s'attelle à une série d'abdos et de tours de corde à sauter avant d'avaler un repas léger. Le soir, dans son lit, elle pédale avec ses jambes tout en lisant. Elle éteint la lumière, impossible de dormir…

L'hyperactivité est aussi une façon d'éviter de trop réfléchir aux problèmes existentiels de l'adolescence. Elle donne une sensation de contrôle sur soi et sur ses actions. Or, pour dormir, il faut pouvoir arrêter un instant de penser, de se concentrer et, surtout, accepter ne plus maîtriser ce qui se passe. L'anorexique, elle, reste en alerte, tend l'oreille au moindre bruit, et sait tout ce qui se passe dans la maison la nuit : qui va aux toilettes, qui se sert un verre d'eau vers minuit…

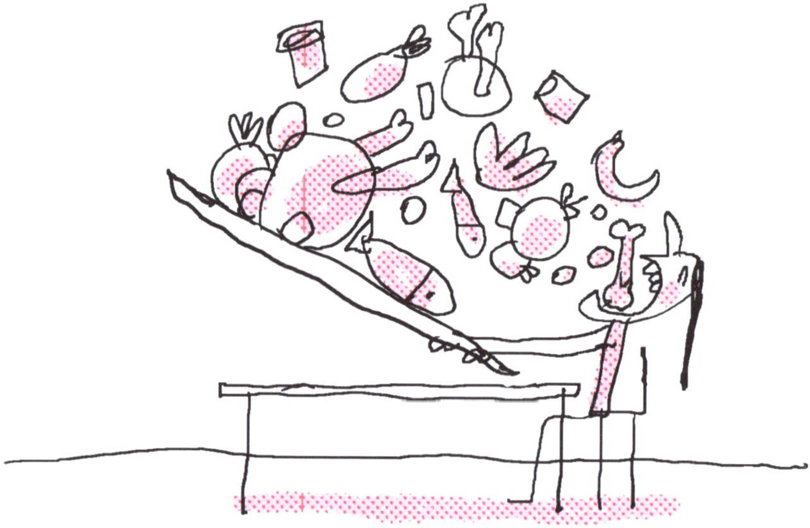

Dans la FAMILLE miam JE DEMANDE BOULIMIE

APRÈS UNE PÉRIODE de restriction alimentaire qui demande un énorme effort de contrôle, l'anorexique peut passer à un autre extrême : la crise de boulimie. Subir une crise de boulimie, c'est ingérer une grande quantité d'aliments (parfois jusqu'à 10 000 calories d'un coup ! Les besoins caloriques quotidiens pour une personne « normale » sont compris entre 2 000 et 3 000) dans un temps limité, en ayant un sentiment de perte de contrôle (l'anorexique ne peut plus se maîtriser, elle est guidée par ses pulsions). Cet accès est souvent suivi d'un sentiment de honte intense, qui n'est soulagé que par un vomissement provoqué. Lors d'une crise, l'anorexique peut donc avaler la ration totale de quatre personnes, alors qu'elle connaît par ailleurs le nombre de calories de chaque aliment.

C'EST ASSEZ FRÉQUENT, mais cela ne signifie pas nécessairement que la maladie empire. En effet, les crises de boulimie peuvent aider l'anorexique à comprendre que quelque chose ne va pas dans son rapport à la nourriture et la pousser à en parler, à consulter. Mais les crises de boulimie sont très difficiles à vivre pour l'anorexique aussi bien que pour son entourage immédiat.

« Quand je rentre de vacances, c'est le pire. Il n'y a personne chez moi. Je tourne en rond et ça m'angoisse de plus en plus. C'est là que ça me prend. Même si je sais que ça va être terrible, je ne peux pas m'en empêcher, je cours à la boulangerie. Je ne sais pas pourquoi mais, dans les moments de crise, je choisis toujours les aliments les plus caloriques : religieuses au chocolat, mille-feuilles, brownies. J'en achète une dizaine en regardant la dame avec un grand sourire, comme si je préparais un goûter pour des amis. Le temps de rentrer chez moi, j'en avale déjà trois. Je dis bien avaler parce que j'en profite à peine. Les gâteaux entrent dans ma bouche et descendent le long de ma gorge avant d'arriver dans mon ventre. Au début, c'était horrible. Après quelques minutes, je me tordais en deux tellement ça me faisait mal. Maintenant, c'est plus le dégoût de moi-même qui me donne envie de vomir après une crise. »

Mathilde, 20 ans.

LORSQU'UNE ANORÉXIQUE a vécu une longue période de restriction alimentaire, son estomac n'est plus habitué à ingérer de grandes quantités de nourriture. Il s'ensuit donc un malaise et des douleurs intestinales intenses qui vont la pousser à vouloir se débarrasser de ce qu'elle vient d'avaler. Mais les vomissements répétés comportent aussi leurs risques :

– Une détérioration irréversible de l'émail dentaire avec augmentation des risques de caries, car les vomissements contiennent un acide qui attaque les dents.

– Un déficit de potassium dans le sang (hypokaliémie) qui entraîne fatigue, affaiblissement musculaire, insuffisance rénale et risque d'arrêt cardiaque.

TOUS LES ADOLESCENTS peuvent avoir des moments de frénésie alimentaire : un quart des adolescents à partir de la 4e disent en avoir déjà fait l'expérience. Mais ces comportements ne sont pathologiques que s'ils sont associés à un grand sentiment de honte, de perte de contrôle de ses actes et à des troubles de l'image de son corps (par exemple, une anorexique peut avoir l'impression que si elle reste assise pendant deux heures sur une chaise, son corps va doubler de volume !).

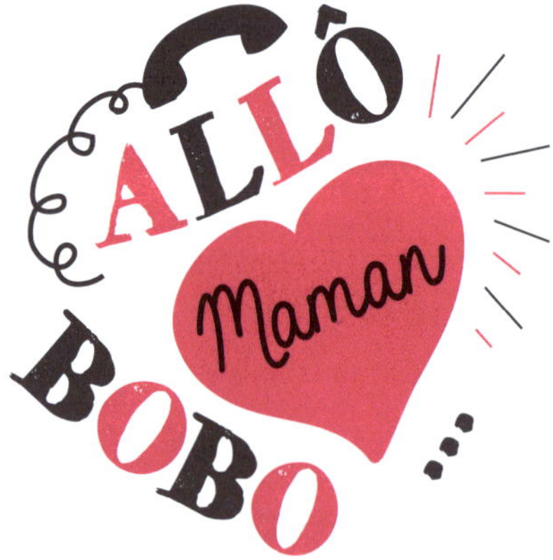

L'ANOREXIE peut être considérée comme une lutte contre ses propres instincts comme manger et dormir. Il arrive souvent que les adolescents se posent des questions concernant le lien entre le corps, l'esprit, la pensée, la volonté.

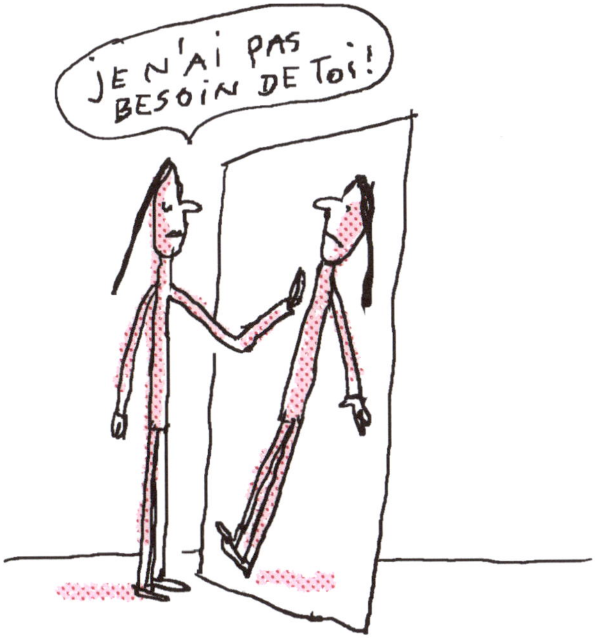

À l'adolescence, on aime particulièrement le sentiment de liberté. Pourquoi être obligé de se soumettre aux instincts, aux limites de son propre corps, alors que la tête voudrait pouvoir décider de tout ? On se lance parfois dans des activités pour dépasser ses limites avec le sentiment que rien ne pourrait arriver : rouler à toute vitesse en scooter, par exemple. D'autres essaient de dépasser les limites du corps en faisant un pied de nez aux instincts : plus besoin de manger si je le décide ! Pourtant, la pensée et la volonté sont aussi liées directement au bon fonctionnement du corps. Tôt ou tard, le corps reprendra le dessus. Lutter contre les instincts, c'est s'épuiser et finir par perdre. Cette lutte permanente engendre alors une grande souffrance psychologique.

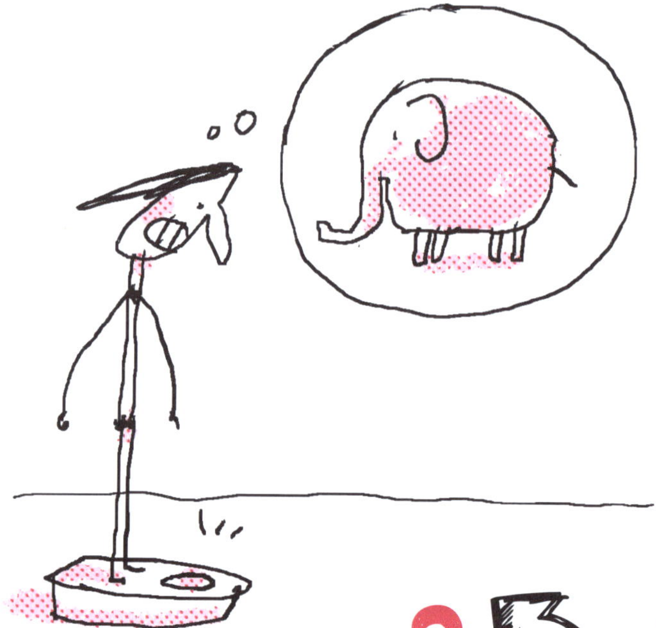

PARADOXES *girl*

LE POIDS DIMINUE de plus en plus, les remarques se font plus fréquentes et incisives, mais l'anorexique ne comprend pas pourquoi tout le monde l'embête. Elle semble ne pas voir son corps comme il est, et s'évertue à nier ce qui vous semble évident. Tant que ses côtes ne toucheront pas son dos, elle se sentira encore trop grosse. Elle refusera tous vos conseils, et plus vous

« POURQUOI LES GENS S'INQUIÈTENT, ILS POURRAIENT ÊTRE CONTENTS POUR MOI ! ET PUIS DE QUOI ILS SE MÊLENT ! J'AI 14 ANS MAINTENANT ! »

ALINE, 14 ANS.

lui parlerez de son corps, de sa maigreur, plus elle vous enverra promener. Elle se sent enfin « bien dans sa peau », alors même qu'elle n'habite plus vraiment cette peau.

PARFOIS, ELLE « s'entoure » d'aliments, les collectionne, car la nourriture représente à la fois sa hantise et sa fascination : le réfrigérateur est plein, la chambre se transforme en épicerie, mais elle ne goûte rien. Le plus incompréhensible pour son entourage, c'est qu'elle ne se rend absolument pas compte de l'absurdité de son comportement ! Si on lui demande pourquoi elle suit un régime, elle ne saura pas trop quoi répondre. Elle ne sait même pas quel serait son poids idéal. Elle sait seulement que manger peu, c'est encore trop, et qu'il faut qu'elle continue à maigrir, encore maigrir… jusqu'à disparaître ! Mais, en fait, plus elle maigrit, plus elle a l'impression d'être grosse. Ce bourrelet qu'elle presse entre ses deux doigts n'est fait que de peau, la graisse et les muscles ont déserté les lieux depuis longtemps ! Le déni a envahi le champ de sa pensée. « Je me regarde chaque soir dans le miroir et je vois toujours ce foutu bourrelet ! »

Qu'est-ce que le déni ?

C'est l'impossibilité de reconnaître une partie de la réalité objective, c'est-à-dire, dans le cas de l'anorexie, l'état et les besoins du corps. Le déni est typique dans l'anorexie : une anorexique qui ne présenterait pas de déni face à son état de maigreur serait déjà sur la voie de la guérison.

GARE au POINT DE NON-RETOUR

LES EFFETS de la dénutrition accroissent le risque de mourir. L'anorexique ne meurt pas de faim car, même au dernier stade de la maladie, elle finit toujours par être hospitalisée. En revanche, elle devient moins résistante et peut mourir d'une simple grippe, ou de complications dues aux carences nutritionnelles.

ON PARLE ÉGALEMENT de suicide. Cela concerne environ 5% des cas, car l'anorexie n'est

Les effets de la dénutrition sur la vie affective et intellectuelle

Elle a une baisse des capacités d'attention : alors qu'au début de sa maladie elle était la première en classe, aujourd'hui, elle ne peut plus se concentrer en cours. Elle regarde par la fenêtre, aime retrouver sa chambre.

- *Elle n'a plus de désir sexuel : même si elle est amoureuse d'un garçon, elle n'a pas envie de lui physiquement, car le corps est source de dégoût, il est le lieu des pulsions, des instincts qu'elle rejette et méprise.*
- *Ses réactions émotionnelles sont plus vives : elle est plus irritable et s'énerve facilement ; à la moindre remarque, elle peut s'effondrer.*
- *Son humeur est changeante : d'abord très gaie, elle se met à pleurer en un instant, ou à crier sur quelqu'un.*

Ces différentes manifestations sont réversibles lorsqu'elle reprend une alimentation équilibrée et adaptée aux besoins de son corps.

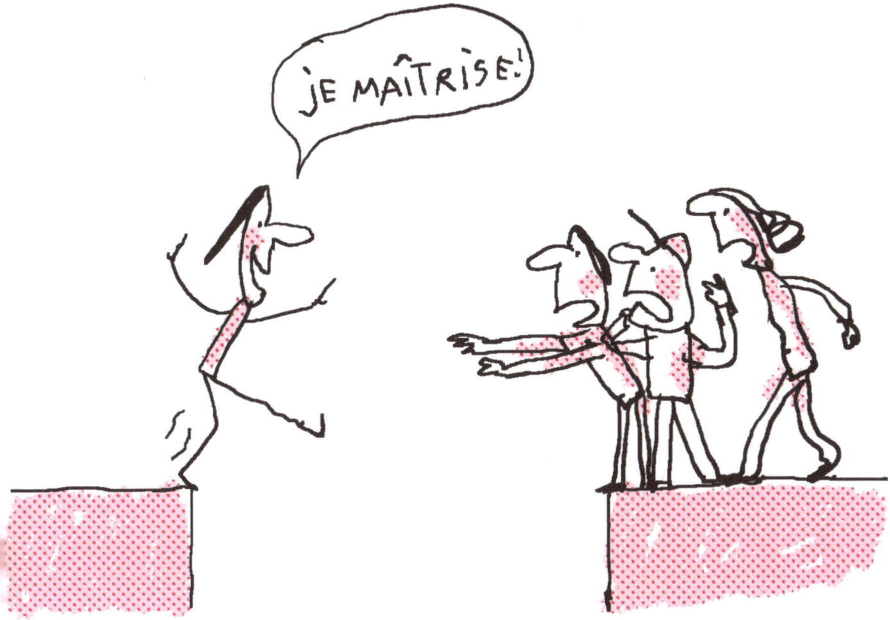

pas un désir de se laisser mourir. Au contraire, les anorexiques aiment la vie, se battent pour elle, et leur maladie leur donne un sentiment d'existence. Souvent, elles n'ont pas peur de la mort car elles pensent que même ça, elles peuvent le maîtriser, mais elles n'ont pas conscience que cela ne dépend plus de leur volonté, aussi forte soit-elle. C'est un peu comme les toxicomanes qui se droguent pour se sentir vivre, se sentir mieux, avoir des sensations fortes, et non pour mourir.

DERRIÈRE le MIROIR

APPAREMMENT, tout va bien. Elle a l'air très sûre d'elle, autonome, joyeuse, toujours en pleine forme, sauf qu'elle a justement perdu toutes ses formes. Mais elle a beau avoir dressé un mur anti-émotions, les sentiments empruntent les passages les plus secrets pour éclater au milieu du palais de glace…

L'ANOREXIQUE est prise de panique, un manteau d'angoisse la recouvre, et elle n'arrive plus à s'en défaire. La face cachée de la maladie se dévoile au moment où elle s'y attend le moins. Mais elle reste dans le brouillard, elle ne voit rien : ni son corps décharné, ni sa maladie qui la réduit à néant. Le paradoxe de la maladie l'envahit : elle a peur de ces émotions trop intenses et, parallèlement, elle s'est anesthésiée et ne sent plus rien. Elle voudrait devenir indépendante, mais elle tombe dans un totalitarisme alimentaire ; elle se sent très seule, mais elle rejette les autres parce qu'elle a peur de s'attacher et d'être rejetée à son tour ; elle meurt d'envie de croquer la vie à pleines dents et, en même temps, elle frôle la mort.

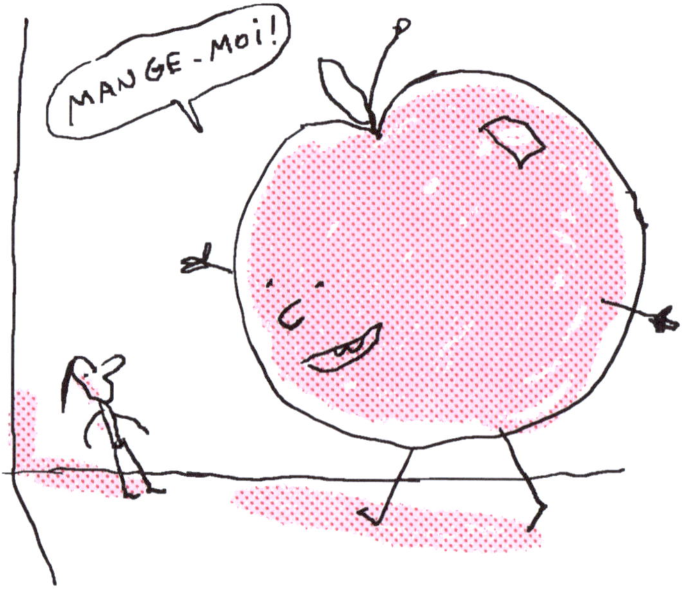

Elle est ne sait plus où elle en est.

AU DÉBUT DE LA MALADIE, elle se force encore à manger devant ses parents pour leur faire plaisir, pour cacher sa lente transformation physique et psychologique. Pourtant, elle ressent un profond malaise à table, elle est tendue mais ne parle pas.

LA FAIM LA TENAILLE et la honte aussi. Elle n'ose plus manger devant les autres parce qu'elle se sent mal à l'aise, mais elle ne peut pas vraiment expliquer pourquoi. Avoir besoin de manger est instinctif, c'est l'instinct de survie qui nous le dicte. Or, si elle cède à la nourriture, elle cède aux instincts dont elle voudrait justement se libérer, car elle les considère comme l'inverse de l'esprit, de la spiritualité, comme quelque chose de très trivial et de honteux. Pour certaines, cela s'apparente même au péché originel : si Adam et Ève n'avaient pas croqué dans la pomme, nous serions encore au paradis !

TOUT LE MONDE croit qu'elle le fait exprès. « Elle fait sa rebelle », « une crise d'adolescence coriace ! », « elle lance un appel à l'aide », « elle m'en veut ». Elle se sent

« MANGER AVEC MES PARENTS, C'EST LE CALVAIRE, MAIS JE ME SENS FORCÉE, SINON C'EST LE DRAME ASSURÉ, OR J'ESSAIE DE FUIR LES CONFLITS AU MAXIMUM. JE PRÉFÉRERAIS NE PAS MANGER PLUTÔT QUE D'ALLER VOMIR APRÈS. JE SUIS OBLIGÉE DE ME FAIRE TOUT VOMIR ET PARFOIS JE VOMIS MÊME DU SANG. ÇA M'INQUIÈTE, MAIS JE N'ARRÊTE PAS POUR AUTANT. IL FAUT QUE TOUT SORTE, SINON JE SUIS PRISE D'UN MALAISE TERRIBLE AVEC DES CRAMPES AU VENTRE. »

MATHILDE, 14 ANS.

« MES PARENTS CROIENT QUE JE JOUE LA COMÉDIE DEPUIS TROIS ANS ! »

ANNABELLE, 17 ANS.

de plus en plus incomprise, seule au monde, alors qu'elle voudrait qu'on l'aime. Comment faire comprendre qu'elle ne maîtrise plus la situation et que, malgré toute sa volonté, manger est devenu impossible ? Son corps provoque effectivement en elle des sensations étranges qu'elle ne comprend pas. D'habitude, on a des crampes au ventre quand on n'a rien mangé : le ventre appelle la nourriture, il gargouille, se tord dans tous les sens. Or l'anorexique souffre de crampes justement quand elle mange, comme si son estomac était noué et que le passage des aliments était douloureux. Ces tensions peuvent être dues à l'angoisse intense qu'elle ressent face à la nourriture, en tout cas les douleurs sont réelles, même s'il n'y a pas de causes physiques.
Et, évidemment, elle pense que cette douleur est justement causée par la nourriture. Elle en conclut tout naturellement que moins elle mangera, moins elle souffrira. Mais ça, personne autour d'elle ne le comprend...

Le mensonge

L'entourage de l'anorexique se plaint souvent du nombre de mensonges qu'elle invente pour cacher sa maladie. Elle fait tout pour ne pas décevoir ses proches, elle voudrait à tout prix les préserver. Elle assure qu'elle est en train de remonter la pente, alors qu'elle continue à fondre sous leurs yeux. Mais ce n'est pas de la manipulation mal intentionnée. Elle voudrait continuer à avoir l'air de faire partie de ce monde, de sa famille, et, en même temps, elle se sent si loin de tout ça ! Alors, elle cherche à faire le lien par des mots, des mots qui cachent les maux.

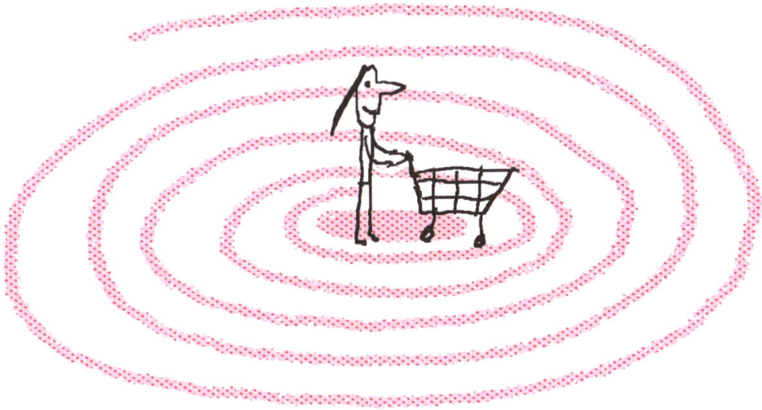

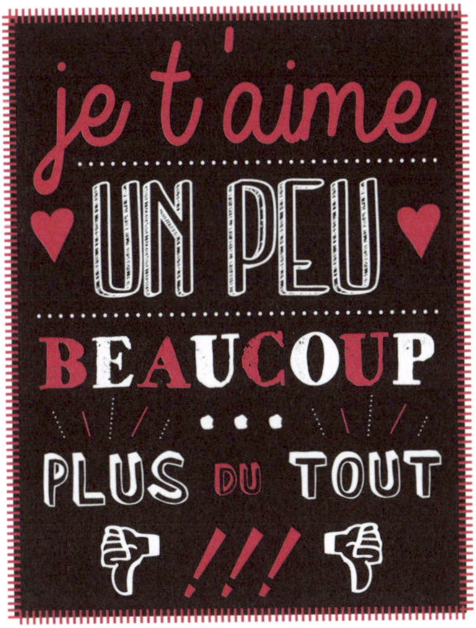

DANS SES relations avec les autres, l'anorexique est exclusive : elle voudrait avoir toute l'attention de ses parents et pense souvent que ses autres frères et sœurs sont plus chouchoutés qu'elle. Elle va se mettre à téléphoner cinq fois dans la journée pour des choses banales et inutiles. Flore appelle sa mère quand elle fait des courses : « Je suis en train d'essayer une petite chemise super-mignonne. » Sa mère s'affole immédiatement : « 38 kilos qui se promènent au milieu d'un magasin bondé de gens qui se bousculent… Comment va-t-elle s'en sortir ? » Flore a réussi son coup, elle sait maintenant que quelqu'un va penser à elle jusqu'à ce qu'elle rentre à la maison, et elle a besoin de le savoir.

ELLE VEUT toujours plus et donne l'impression qu'elle manipule tout le monde autour d'elle. On ne la voit presque plus, mais elle voudrait prendre toute la place ! Elle essaie même de se glisser au milieu du couple parental. Flore dit à ses parents ce qu'ils devraient faire pour être bien ensemble, contrôle leurs sorties. Elle se mêle exactement de ce qui ne la regarde pas ! Pourtant ses parents la laissent faire et glissent lentement, mais sûrement, dans le cercle vicieux d'une relation tyrannique qui les dépasse tous.

MALHEUREUSEMENT, en agissant ainsi, elle provoque plus le rejet qu'autre chose. C'est toujours la même histoire de paradoxes. Il y a, comme souvent, un retournement de la situation en son contraire (les effets produits sont l'inverse de ceux qu'elle recherchait).

AINSI, L'ANOREXIQUE détruit son entourage, et les personnes qui l'aimaient le plus finissent par lui tourner le dos. L'anorexique se sépare de ses meilleures amies, une à une, peut-être justement pour éviter qu'elles ne l'abandonnent. Si c'est elle qui part, qui repousse, qui critique, sa propre valeur n'est pas remise en cause. Elle tente, en la devançant, d'échapper à la souffrance que l'on subit lorsqu'un ami vous lâche. D'ailleurs, c'est une situation fréquente à l'adolescence : les amitiés sont bouleversées, les ragots circulent, les coups derrière le dos se multiplient. Pour tout adolescent, c'est très difficile à vivre. Pour l'anorexique, ça l'est encore plus. Elle a déjà si peu confiance en elle, en ce qu'elle vaut aux yeux des autres que,

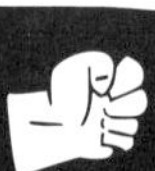

« L'ANOREXIQUE BOUFFE TOUT, SAUF CE QU'IL Y A DANS SON ASSIETTE ! »

VANESSA, 20 ANS.

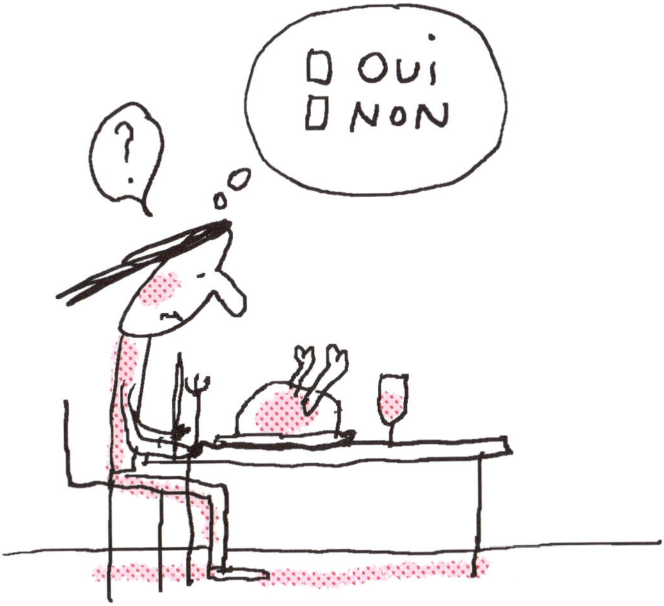

lorsqu'une amie la trahit, elle se sent vraiment abandonnée et, surtout, elle a l'impression d'être une moins-que-rien. C'est à ce moment-là qu'elle voudra renforcer sa restriction alimentaire, car ce pouvoir qu'elle prétend avoir sur son corps la rassure, lui donne le sentiment d'être quelqu'un de mieux, qui peut susciter l'admiration des autres.

DEUX voix DANS SA TÊTE

MANGER OU NE PAS manger, telle est la question. La réflexion sur soi, sur le monde, se focalise sur le thème unique de la nourriture. Plus de place pour autre chose dans sa tête. D'ailleurs, ce n'est pas plus mal, c'est tellement compliqué, l'adolescence, qu'il est parfois plus simple de laisser tous les problèmes de côté, les coups de cœur, les questions sur soi : « Est-ce que je suis bien ? », « Qui sont mes vrais amis ? », « Quelles sont les valeurs que je veux défendre ? ». L'anorexie devient un véritable mode de vie autour duquel tout le reste s'organise.

AU BOUT DE QUELQUE TEMPS, l'alimentation envahit tellement son champ de conscience qu'elle perd l'habitude de réfléchir à certaines choses. Elle ne sait plus ce qui lui plaît, quel tee-shirt elle aimerait acheter. L'anorexique

« ON EST DEUX À L'INTÉRIEUR DE MOI. DEUX FILLES EN TRAIN DE SE DÉTRUIRE MUTUELLEMENT. L'UNE DÉSIRE VIVRE, ELLE EST GAIE, ELLE ADORE LES COULEURS, ELLE VOUDRAIT EMBRASSER LA VIE DE TOUT SON ÊTRE. ET L'AUTRE RESTE DE GLACE, ANGOISSANTE, SOURNOISE, TYRANNIQUE. ELLE EST PLUS FORTE. ELLE M'ÉCRASE. LA PREMIÈRE SAIT POURTANT CE QU'ELLE DEVRAIT FAIRE POUR RASSURER TOUT LE MONDE. MAIS LA SECONDE ME DIT TOUJOURS : "T'ES LÂCHE, T'ES FAIBLE, TU NE VAUX RIEN, FAIS CE QUE JE TE DIS ET TU VERRAS COMME TU TE SENTIRAS PLUS PUISSANTE." MAIS JE ME SENS MAL, CHAQUE JOUR PLUS MAL. »

MARINE, 16 ANS.

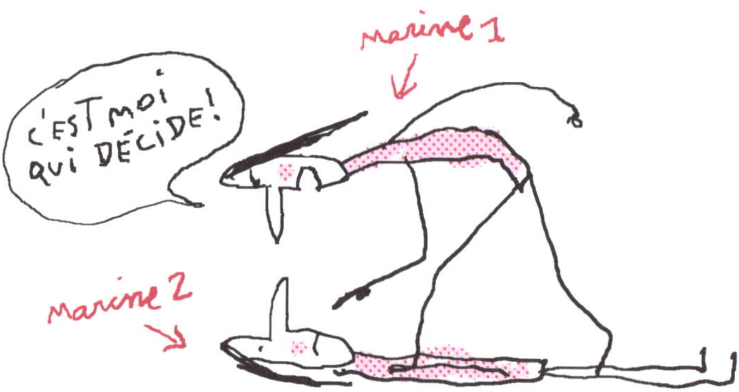

passe par une phase de doute complet. Autant elle croit maîtriser parfaitement tout ce qui concerne l'alimentation, autant elle est incapable de choisir entre un shampooing à la camomille et un shampooing au chèvrefeuille. Les choses les plus simples deviennent compliquées.

ET COMME elle ne peut plus faire de choix nuancés, elle passe dans le tout ou rien, se raccroche aux extrêmes : soit elle n'achète plus d'habits et met tout son argent de côté, soit elle se lance dans des achats compulsifs de vêtements, ça déborde de tous les placards. Comme les drogués en manque, elle est même obligée de prendre de l'argent dans le portefeuille de ses parents ! Ce qui rend la vie encore plus difficile, c'est qu'on dirait qu'il y a deux personnes à l'intérieur d'un même corps, deux voix qui s'opposent, se battent, se rejettent. Le dialogue est impossible, tout se négocie avec des gants de boxe.

Vous ne vous reconnaissez pas et c'est normal

Vous avez perdu 30 kilos et vous ne croyez pas la balance : dans le miroir, vous êtes toujours trop grosse. Ils sont tous là en train de vous dire que vous ressemblez à un squelette ambulant, et vous voyez bien qu'ils ne vous comprennent pas. Vous lisez ce livre et vous ne vous y reconnaissez pas : c'est normal, ça fait partie de votre maladie. Vous trouverez toujours quelque chose qui ne correspond pas exactement à votre cas dans ce que l'on dit et qui fera que vous serez différente, donc pas anorexique. Mais si vous commencez à voir qu'il y a des ressemblances avec ce que vous vivez, vous pourrez sortir de l'illusion et reprendre pas à pas les rênes de votre vie car, finalement, c'est bien cela que vous cherchez à faire et pas autre chose.

II

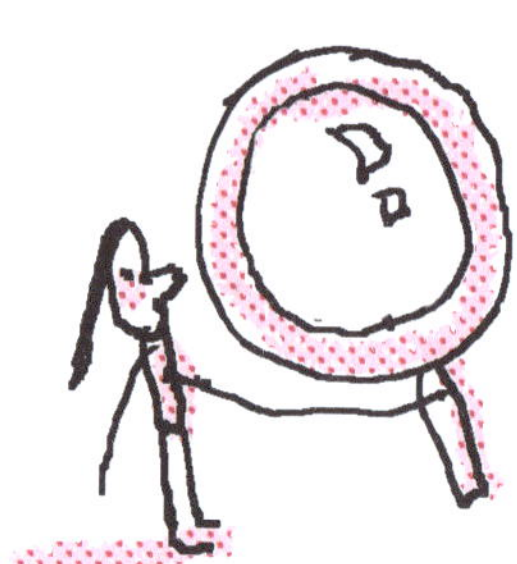

L'ANOREXIE à la LOUPE

À QUI la FAUTE ?

LORSQUE VOUS comprenez que votre amie est anorexique, votre première réaction est souvent de vous dire : « Mais pourquoi ? » Certains proches se sentiront coupables. Mais comprenez que l'anorexie ne naît pas d'une faute dans l'éducation, d'un geste malvenu. Ce qui se passe à l'intérieur de la personne est compliqué et fortement lié aux difficultés de l'adolescence. C'est comme si l'anorexique vivait cette période de façon extrême, en explorant toutes les angoisses liées au corps en transformation, à l'éveil des pulsions.

Ne pas confondre régime et anorexie

La pratique du régime est devenue très courante dans les sociétés occidentales. Il ne faut pas commencer à s'inquiéter dès que quelqu'un commence à faire un régime. Mais alors, comment faire la différence entre une amie qui fait un régime « normal » et une amie qui commence à devenir anorexique ? Plusieurs signes pourront vous aider à repérer s'il s'agit d'un trouble du comportement alimentaire ou simplement une tentative de perdre quelques kilos pris pendant l'hiver pour être sûre de plaire aux garçons pendant les vacances d'été.

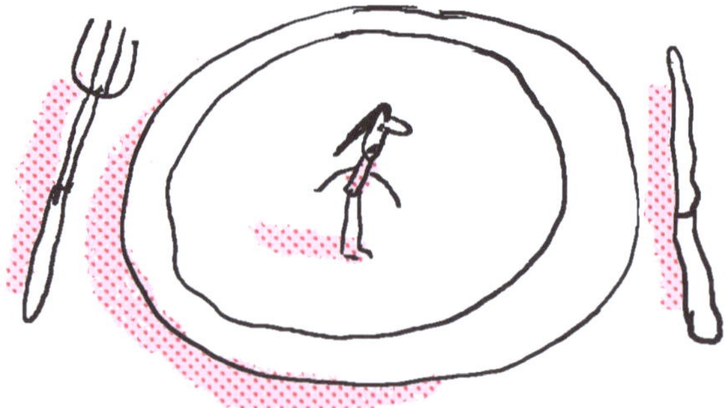

ATTEINTE de RÉGIME AIGU

L'ANOREXIE COMMENCE presque toujours par un régime apparemment banal. L'adolescente peut avoir un discret surpoids, ou avoir entendu une remarque sur son physique. Sa mère l'aide à mettre en place un régime, lui achète des produits allégés, lui prépare de bonnes petites salades. Mais, tout à coup, ça tourne mal. Sa famille la trouve de plus en plus maigre, elle s'évanouit à l'école, ses amis s'inquiètent. Pour elle, pourtant, tout va pour le mieux dans le meilleur des mondes, sauf que, pendant ce temps, le corps paie très cher. Mais ce qui différencie le régime simple d'un début d'anorexie ne se situe pas tant au niveau physique qu'au niveau mental.

À L'INVERSE DE CE QUE l'on entend dire dans les médias, l'anorexique ne maigrit pas pour ressembler à un mannequin : elle maigrit pour disparaître ou pour être différente des autres, sortir du lot. Elle ne court pas après l'image d'un corps idéal, mais plutôt après l'idéal d'un esprit pur, au-delà du physique, détaché de la réalité terre à terre du corps. D'ailleurs, elle se rend bien compte que son corps repousse les autres plutôt qu'il ne les attire. Elle peut provoquer la fascination, mais certainement pas l'envie. Ce qu'elle cherche à prouver

CE QU'ELLE CHERCHE À PROUVER AVANT TOUT, C'EST SA CAPACITÉ À MAÎTRISER SON CORPS, COMME SI ELLE AVAIT RÉUSSI À DOMPTER SES INSTINCTS.

avant tout, c'est sa capacité à maîtriser son corps, comme si elle avait réussi à dompter ses instincts. L'anorexique sert de plus en plus la vis, mais il faudra bien qu'elle réalise que son combat est vain, car elle lutte pour la liberté de vivre et se dirige, au contraire, droit vers la mort.

Régime normal de l'adolescente

- Elle parle de son régime comme d'un défi, elle voudrait plaire aux garçons.
- Elle demande de l'aide pour réussir.
- Elle danse devant le buffet, c'est un vrai bonheur de manger, ça soulage les tensions.
- Elle mange n'importe quand, elle craque.
- Elle montre chaque kilo perdu.
- Elle voudrait perdre encore 5 kilos.
- Aucun comportement étrange n'apparaît.

Début de l'anorexie

- Elle ne sait plus pourquoi elle suit un régime.
- Elle n'exprime pas de désir d'aide.
- Elle présente un blocage physique et psychologique face à la nourriture, c'est un calvaire de manger.
- Les horaires des repas sont de plus en plus fixes, elle va même jusqu'à se chronométrer ! Plus elle a de repères, moins elle ressent d'angoisse face à l'alimentation.
- Elle cache sa maigreur.
- Elle n'a pas de poids idéal à atteindre.
- Elle trie les aliments, les découpe, les cache, prépare de bons plats qu'elle ne mange pas.

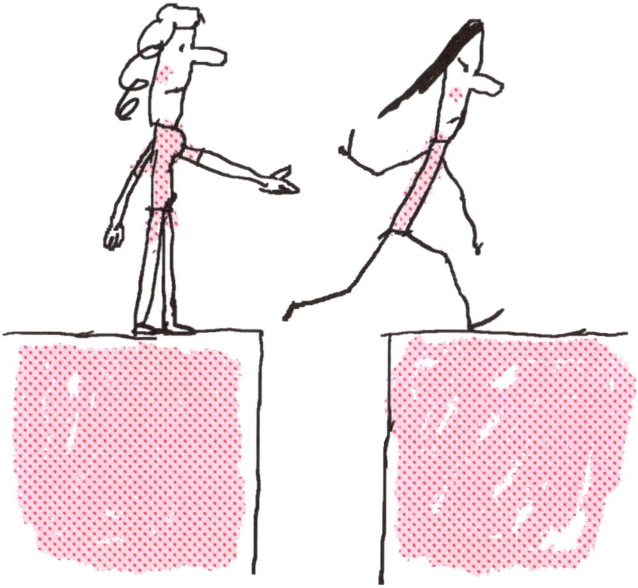

« Je prends ma fille dans mes bras. J'ai peur de la briser, et puis, on ne peut pas saisir le vide : 17 ans, 35 kilos. Pourtant elle avait eu une enfance sans difficultés. C'était une élève brillante en classe. On la trouvait même trop raisonnable. À 14 ans, elle avait un léger surpoids, alors je l'ai aidée à entreprendre un régime. Mais elle s'est emballée à un point tel qu'elle n'avale plus rien ! Elle me dit que les aliments la dégoûtent. Je n'ose rien lui dire, mais je ne supporte plus de la voir mourir sous mes yeux. Avant, nous nous entendions bien, mais, depuis qu'elle va mal, elle me rejette et me dit des mots blessants. Je suis persuadée qu'elle ne le pense pas vraiment, mais c'est difficile à vivre pour moi. Quand votre propre fille vous traite comme ça, vous êtes tombée bien bas. »

Une mère.

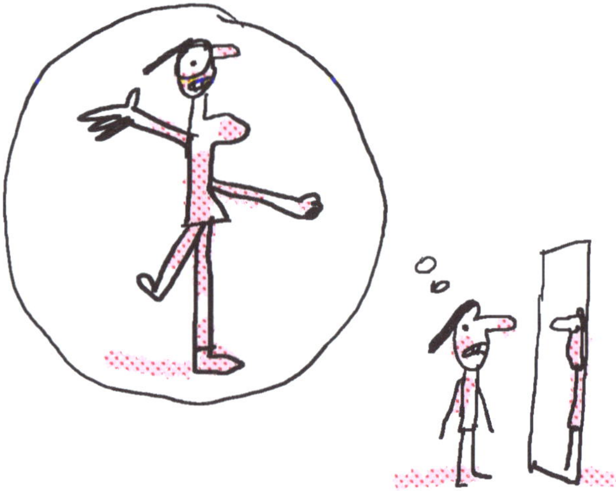

Maladie D'ADO

L'ANOREXIE est une maladie qui débute presque toujours à l'adolescence, elle est liée à toutes les transformations qui s'opèrent à cet âge-là, à la fois physiques et psychologiques. L'adolescent est particulièrement sensible au regard des autres :

« TOUT A COMMENCÉ LE PLUS INNOCEMMENT DU MONDE : JE RENTRAIS D'UN SUPER VOYAGE À L'ÉTRANGER OÙ J'AVAIS PRIS QUELQUES KILOS... TOUT LE MONDE S'EST EMPRESSÉ DE ME FAIRE REMARQUER MES RONDEURS, MES FRÈRES LES PREMIERS. ALORS, TOUT À COUP, J'AI COMMENCÉ À CULPABILISER DÈS QUE JE MANGEAIS. JE SAIS QUE JE SUIS PLUS SUSCEPTIBLE QU'AVANT DÈS QU'ON ME DIT UN TRUC, JE LE PRENDS MAL ; D'AILLEURS, AVEC MES AMIES, ON S'ENGUEULE TOUT LE TEMPS MAINTENANT. JE SUIS PRESSÉE D'ÊTRE ADULTE, COMME ÇA JE FERAI CE QUE J'AI VRAIMENT ENVIE. »

AURÉLIE, 14 ANS.

les critiques déclenchent parfois des réactions très fortes et la mise en place de comportements extrêmes, comme les régimes draconiens.

CE QUI EST terrible pour un adolescent, c'est qu'il ne lui est pas possible de maîtriser les changements de son corps, cela lui échappe totalement, et c'est une source d'angoisse. C'est pour cela que de plus en plus de jeunes se tournent vers la chirurgie esthétique, qui leur permet de maîtriser au moins un changement physique…

MANIAQUE du contrôle

L'ADOLESCENCE est une période de grands chamboulements : le corps se transforme sans que vous l'ayez décidé, les pensées se bousculent, les sentiments vous font perdre la tête. C'est un moment à la fois angoissant et excitant, plein de nouvelles expériences, de rencontres. Vous avez envie de devenir plus indépendant, mais ce n'est pas facile. Pour vous aider à mieux comprendre ce qui se passe et surtout, à ne pas vous noyer dans les émotions, vous cherchez à maîtriser une parcelle du monde pour avoir le sentiment que vous contrôlez, au moins, cet aspect de votre vie. Sinon, vous vous sentirez complètement perdu dans le tumulte de ce que vous vivez.

VOUS CHOISISSEZ n'importe quel objet, ce qui compte c'est de pouvoir le maîtriser : le sport, la guitare, les maquettes, l'informatique… En somme, toutes les passions que peut avoir un adolescent. Mais, parfois, l'objet choisi peut être dangereux (drogue, sports à risque…). L'anorexique, elle, a choisi la nourriture. Elle inaugure un nouveau rapport à l'alimentation qui prend pour elle la valeur d'un symbole : grandir, devenir responsable, se séparer de sa famille. En fait, elle se trouve au milieu d'un paradoxe : elle voudrait grandir, mais cela lui donne le vertige, car cela implique de se confronter seule à la réalité, à ses responsabilités. Lorsqu'elle maîtrise sa faim, ses instincts, elle a enfin le sentiment d'être elle-même et de vivre par elle-même. Céder à la faim serait retomber en enfance. Mais l'adulte ne comprend plus ce phénomène. Chacun est aveugle à ce que l'autre voit : l'adolescente ne voit que la métaphore de la nourriture et l'adulte voit, lui, la maigreur du corps. Elle tente de se défaire de ses parents en les rejetant de façon insolente, mais, en fait, elle a si peur de les perdre !

ELLE VOUDRAIT donc, comme tous les adolescents, devenir adulte, mais n'a pas choisi le chemin le plus simple ni le plus adapté. C'est comme si elle ne croyait pas en ses capacités à se débrouiller

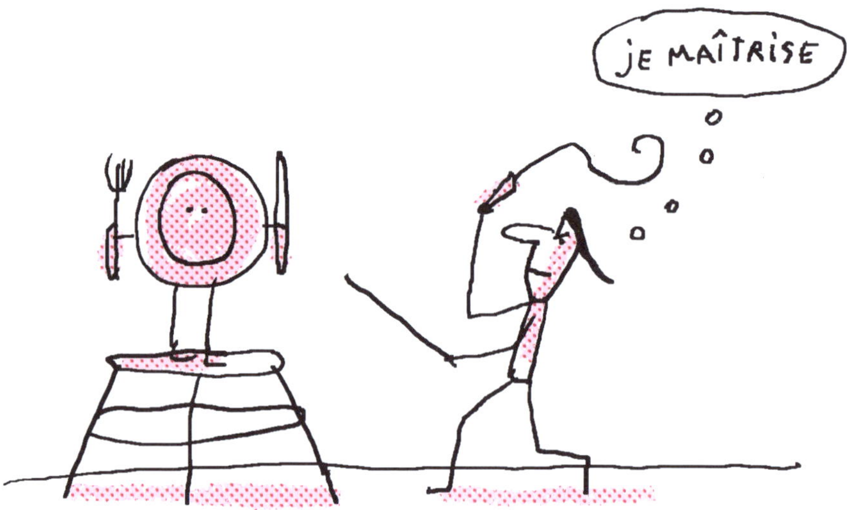

Le couple

Comme tous les adolescents, l'anorexique a peur du premier baiser, du premier rapport sexuel, du premier grand amour. Des expériences toutes simples peuvent être traumatisantes pour elle.

Ariane, 14 ans, est tombée amoureuse de Fabien, mais elle fait tout pour éviter de se retrouver seule avec lui. Elle a peur de ne pas être à la hauteur. Il est rare que l'anorexique garde son petit ami. Elle ne supporte plus qu'on la touche, ne prend aucun plaisir à l'acte sexuel et n'a plus de désir envers l'autre, car cela la dégoûte. Le corps est assimilé à quelque chose d'étranger ou d'impur, de repoussant et d'insaisissable. Mais elle peut encore chercher à séduire, sur un mode intellectuel plus que physique. De toute façon, elle n'est ou ne veut plus être un corps, seulement un esprit, et, par définition, l'esprit ne peut se toucher.

Pour le partenaire, rien n'est moins simple ! Prendre sa copine dans ses bras et avoir peur de la casser en deux, ce n'est pas évident ! Et puis on en a vite assez des hauts et des bas, des crises, car l'anorexique passe sans arrêt d'une humeur à l'autre. Elle peut être très agréable, puis un simple mot la déstabilise et elle se renferme sur elle-même.

Pourtant, certains compagnons sont courageux et tiennent le coup. Ils sont alors une aide précieuse, d'autant plus qu'ils peuvent se permettre de dire des choses que la famille ne peut pas dire, sans que leur copine se mette dans tous ses états.

Julia raconte comment, grâce à son ami, elle a pu recommencer à manger normalement, petit à petit, en écoutant ses conseils. Elle a cessé de se peser vingt fois par jour et de mesurer ce qu'elle mangeait. « C'est grâce à lui, à sa patience, mais aussi à sa fermeté. Il n'a jamais eu peur de me dire que, même s'il savait que je n'y pouvais rien, il fallait absolument que j'arrête ce cirque, que je me mette à table sans me morfondre devant mon assiette… »

seule dans la jungle du monde adulte. Pourtant, elle se lance quand même dans ce processus de transformation progressive, au risque de ne jamais ressortir de l'autre côté du tunnel de l'adolescence… C'est une trajectoire différente de celle des autres adolescents, plus dure, plus dangereuse, mais c'en est une. Dans sa lutte pour la vie, elle défie la mort, quoique sans la désirer. Elle voudrait étendre sa capacité de maîtrise jusque-là. Une fois engagée sur le chemin, on ne peut plus l'arrêter. Il faut pouvoir l'accompagner sur sa route, parce qu'elle manque de signalisations et de barrières de protection. C'est ainsi que l'anorexie est considérée actuellement.

« LE SEXE, ÇA ME DÉGOÛTE. UNE ANOREXIQUE, C'EST UN ESPRIT, PAS UN OBJET QU'ON EXPLOITE. »
JOHANNA, 18 ANS.

ANOREXIQUE mais ENCORE ?

DANS CERTAINS CAS d'anorexie, mais surtout quand elle est associée à la boulimie, on observe des conduites auto-agressives : la personne se fait du mal physiquement (brûlures de cigarette, coupures sur les bras…). La malade voudrait se punir pour tout le malheur qu'elle répand autour d'elle, ou pour une crise qui lui donne le sentiment d'être une moins-que-rien. Ce comportement est donc lié à son sentiment de culpabilité.

LES ANOREXIQUES peuvent aussi se faire prendre dans l'engrenage des drogues, pour oublier leur mal-être, s'écarter encore un peu plus du monde, avoir des sensations fortes au lieu d'éprouver des sentiments.

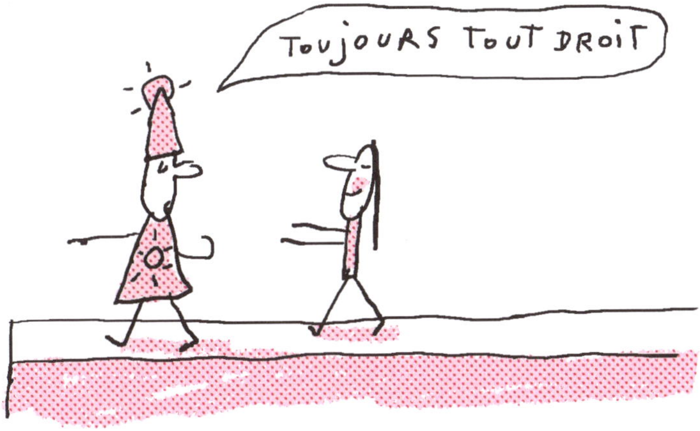

BEAUCOUP SE RETROUVENT dans des sectes. On peut comprendre cette attirance puisque l'une des difficultés de ces jeunes filles est de réfléchir sur leur existence, leurs transformations, le chamboulement de l'adolescence. Elles ont court-circuité leurs pensées et n'arrivent plus à trouver les réponses en elles, d'ailleurs elles ne souhaitent plus se poser de questions. La secte remplace donc leur propre travail sur l'existence : elles se font « injecter » une idéologie pour ne plus avoir à se poser de questions. C'est bien plus simple que d'être confrontées à tous les aléas de l'adolescence !

« QUAND ON M'A PARLÉ D'UN ENDROIT OÙ ENFIN ON ME COMPRENDRAIT, JE N'Y CROYAIS PAS. POURTANT J'Y SUIS ALLÉE ET JE ME SUIS SENTIE ENTOURÉE DÈS LE DÉBUT. MAIS, TRÈS VITE, ILS ONT VOULU DE L'ARGENT. QUAND J'EN AI PARLÉ À MON PÈRE, IL M'A DIT QUE C'ÉTAIT UNE SECTE. ALORS J'AI PRIS PEUR ET J'AI ARRÊTÉ D'ALLER LES VOIR. »

SABINE, 18 ANS.

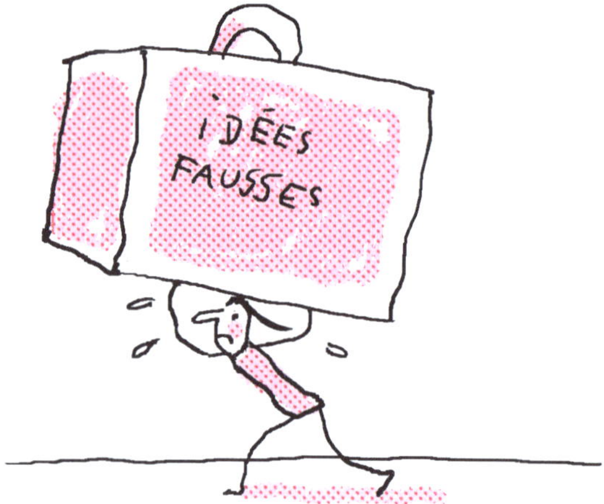

Des IDÉES reçues EN pagaille

L'ANOREXIE est une maladie qui intéresse beaucoup les médias. Vous avez tous sûrement déjà vu ou entendu des émissions sur le sujet. Mais il y a aussi beaucoup de fausses idées qui circulent à propos des causes de ce type de problème. Est-ce que c'est la faute des magazines de mode qui prennent des mannequins trop maigres ou qui trafiquent les photos pour donner un idéal de femme très maigre ? Est-ce que c'est un moyen de se laisser mourir à petit feu ? Pas forcément, il existe d'autres explications qui semblent plus proches de la réalité des jeunes atteints de troubles du comportement alimentaire.

UNE MALADIE DE RICHES?

ON ENTEND SUR L'ANOREXIE tout et n'importe quoi, et les propos tenus vont de la caricature jusqu'aux informations totalement fausses. Des hypothèses sont émises, mais aucune ne peut refléter à elle seule la cause de l'anorexie.

ON DIT SOUVENT que c'est une maladie de fille de riches, vivant dans un pays occidental. Il est vrai que dans les pays où les gens n'ont pas assez à manger, on ne pense pas trouver d'anorexiques. Pourtant, des études récentes ont montré qu'il existe des cas au fin fond de la Chine et sur certaines îles du Pacifique dans des proportions semblables à celles de la France. Par ailleurs, toutes les catégories sociales sont touchées : cela ne concerne pas seulement les familles aisées où la supposée trop grande abondance de nourriture pourrait favoriser le phénomène.

IL SEMBLE DONC que l'anorexie soit davantage due à des causes d'ordre psychologique que sociologique et qu'elle est liée au processus de l'adolescence. Le nom exact de la maladie est d'ailleurs « anorexie mentale ». En revanche, il est vrai que, pour le moment, la population féminine est la plus touchée. Statistiquement, l'anorexie est plus courante chez les jeunes filles, alors que la toxicomanie, un autre « genre » de maladie si l'on peut dire, est plus propre aux garçons.
On pourra expliquer cela notamment par le fait que les changements physiologiques (seins, rondeurs sur les hanches...) sont plus visibles et difficiles à accepter chez les jeunes filles que chez les garçons. L'anorexie est un moyen de faire disparaître au maximum les modifications physiques du corps : il est donc assez logique que cette maladie touche plus les filles que les garçons.

UNE MALADIE DE FILLES?

L'ANOREXIE chez les garçons, ça existe? Bien sûr! Mais c'est plus rare et plus discret: on remarque plus facilement une fille qui n'a pas de seins qu'un garçon qui flotte dans son pantalon. Pour ce qui concerne les signes de la maladie, ils sont quasiment identiques. D'ailleurs, vous n'êtes pas prêts de les voir draguer une fille! C'est comme s'ils voulaient continuer à vivre dans la préadolescence, où l'on reste juste copain-copine.

« J'AI TOUJOURS EU UN PROBLÈME AVEC LA NOURRITURE. ENFIN, ÇA A COMMENCÉ VERS 10 ANS QUAND MON GRAND-PÈRE EST MORT. J'ALLAIS TOUJOURS EN MONTAGNE AVEC LUI ET LÀ, C'EST SÛR QUE JE MANGEAIS, PARCE QU'IL FALLAIT TENIR LE COUP EN RANDONNÉE. MAIS QUAND IL EST MORT, LES ALIMENTS ONT COMMENCÉ À ME DÉGOÛTER. QUAND J'AI RENCONTRÉ MA FEMME, ELLE N'A RIEN VU ; ELLE ME TROUVAIT UN PEU MAIGRICHON ET ELLE M'A DEMANDÉ DE FAIRE DU SPORT. MAIS COMME JE N'AVAIS PAS BEAUCOUP DE FORCES, JE M'ÉVANOUISSAIS, ET ÇA FAISAIT RIRE LES AUTRES QUI ME DISAIENT QUE J'ÉTAIS FRAGILE COMME UNE FILLE. JE ME SUIS RENFERMÉ SUR MOI-MÊME ET JE NE VOULAIS PLUS RENCONTRER PERSONNE. POURTANT, JE N'AI JAMAIS PU DIRE À MA FEMME CE QUI S'ÉTAIT PASSÉ, NI QUE JE SUIS ANOREXIQUE. SI JE LE LUI DIS, ELLE VA AVOIR PEUR, ELLE VA VOULOIR DIVORCER. PEUT-ÊTRE QU'ELLE NE VOUDRA PLUS QUE JE VOIE LES ENFANTS DE PEUR QU'ILS N'ATTRAPENT CETTE MALADIE. JE N'EN AI PARLÉ À PERSONNE JUSQU'AU JOUR OÙ MA MÈRE EST MORTE ET QUE J'AI DÉCIDÉ D'ALLER VOIR UNE PSYCHOTHÉRAPEUTE. LÀ, AU MOINS, JE N'AI PAS BESOIN DE ME CACHER, JE N'AI RIEN À PROUVER, JE PEUX ÊTRE MOI-MÊME. UN JOUR, JE POURRAI EN PARLER À MA FAMILLE, MAIS JE NE SUIS PAS ENCORE PRÊT. »

JEAN, 40 ANS.

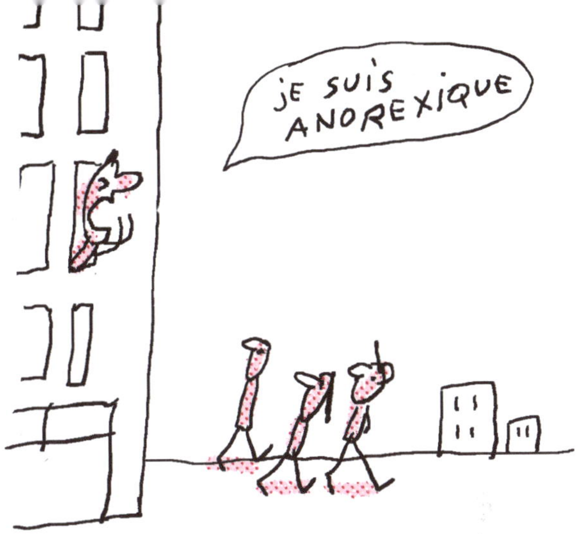

JUSQU'À PRÉSENT, aucune des recherches n'a pu expliquer précisément pourquoi l'anorexie apparaît moins chez les garçons. Cependant, on peut penser que la puberté, plus tardive chez eux, leur laisse plus de temps pour se construire et être prêts à affronter les modifications pubertaires physiques et psychologiques. De plus, chez les filles, les modifications du corps s'accompagnent d'une augmentation du tissu adipeux (les graisses, culturellement indésirables), alors que le garçon augmente sa masse musculaire (culturellement valorisée).

LE POURCENTAGE OFFICIEL de cas d'anorexie masculine est faible, de l'ordre de 10 % des anorexiques. Mais c'est aussi parce qu'on a du mal à les détecter. L'anorexie est considérée comme une maladie de jeune fille : comment un père de famille pourrait-il avouer à sa femme et à ses enfants qu'il est anorexique ? Rompre le tabou entraîne un sentiment de honte très difficile à surmonter : les hommes tentent encore plus de cacher leur maladie. Il y aurait donc plus de cas d'anorexie masculine qu'on ne le croit.

UN REJET DE LA SOCIÉTÉ DE CONSOMMATION?

ON PEUT PENSER que l'anorexie est une revendication contre la société de consommation qui nous pousse à acheter et à manger des choses dont nous n'avons pas nécessairement besoin. La société d'aujourd'hui crée des besoins artificiels et nous influence via les médias. L'anorexie pourrait donc être une sorte de rejet de ce système de surconsommation, une tentative de reprendre le contrôle sur soi. Toutefois, statistiquement, on ne trouve pas plus de cas d'anorexie actuellement qu'il y a trente ou quarante ans (1 % des adolescents). Mais les médias en parlent plus. En revanche, la boulimie semble bien être en augmentation (5 % des adolescents) : elle serait, cela semble plus évident,

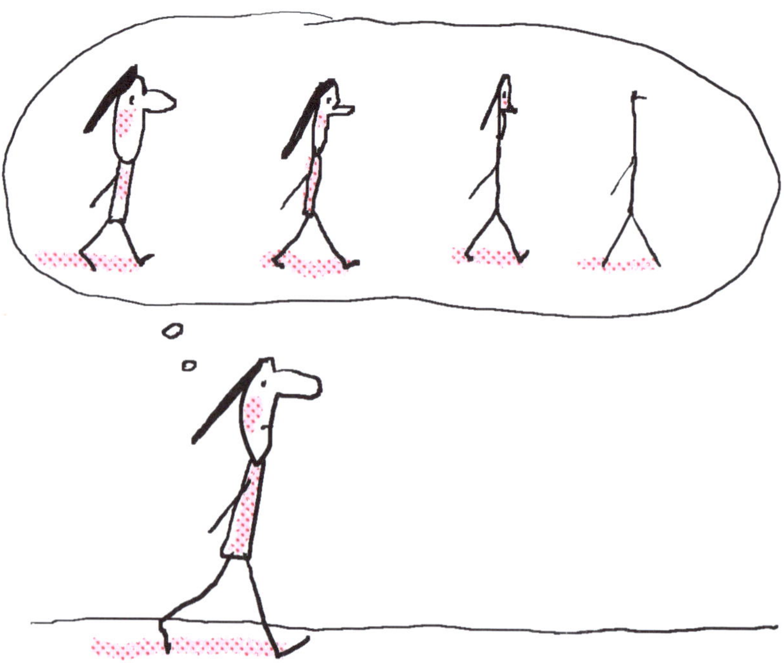

davantage liée aux besoins artificiels qu'engendre la société de consommation, qui n'apprend pas aux consommateurs à discerner ce qui leur est vraiment nécessaire et ne leur donne aucun repère. Dans la boulimie, souvent le plaisir de manger n'existe même plus : il faut remplir, combler, colmater. Contre ces tentations, l'anorexique cherche à tout maîtriser. Elle en arrive même à ne plus rien ressentir : toutes ses pulsions sont enfermées à double tour.

LA FAUTE À LA MODE ?

ON CROIT SOUVENT que c'est pour ressembler aux mannequins que les adolescentes deviennent anorexiques, et qu'à force de vouloir paraître elles finissent par disparaître. Il s'agirait alors d'une tentative de ressembler à l'idéal de beauté d'une société, un idéal qui pousse les limites de la minceur toujours plus loin. Mais, alors, comment expliquer les cas d'anorexie du temps où l'idéal féminin était celui d'une femme aux formes bien rondes ? Et comment expliquer que l'anorexique va continuer à maigrir jusqu'à en devenir repoussante ?

ALICE A VOULU un jour être plus belle mais, depuis que son anorexie a débuté, elle voit bien que ce n'est pas cela qu'elle recherche. Elle regarde ses joues creuses, ses yeux enfoncés, se trouve moche, de plus en plus moche, et continue à se voir grosse, malgré son visage osseux. Quand elle se dévisage dans le miroir, elle ne se compare pas à un mannequin, loin de là !

POURTANT, il est vrai que la pression culturelle peut favoriser les déclencheurs de l'anorexie chez les filles de culture occidentale, puisque le modèle féminin pousse les femmes à suivre des régimes : les trois quarts des magazines ne proposent-ils pas toutes sortes de régimes amincissants pour les femmes, été comme hiver? En revanche, les hommes ressentent moins cette pression et sont donc moins enclins à se lancer dans une telle entreprise. Des études montrent que 60% des adolescents de sexe masculin s'estiment trop minces par rapport à leur taille, alors que 70% des adolescentes se trouvent trop grosses. Pour les hommes, le corps est plus souvent considéré comme une force de travail, alors que pour les femmes il est davantage question de séduction et de procréation. Le rapport au corps est donc bien différent selon le sexe. Mais l'idéal de minceur n'est qu'un déclencheur de régime, tandis que la maladie elle-même a des causes psychologiques plus profondes. On pense d'abord qu'une jeune fille qui entreprend un régime le fait pour plaire aux garçons, mais la maladie finit par s'installer et surprend tout le monde.

UN REFUS DE GRANDIR?

L'ANOREXIE est aussi assimilée à un refus de grandir: rester petite fille pour être protégée lorsqu'on manque de confiance en soi ou parce qu'on a trop peur de devenir une femme. On dit que ces filles, comme de nombreux adolescents, ont du mal à accepter leur «nouveau» corps. Mais le plus difficile, c'est de se rendre compte de tout ce qu'implique le fait de grandir, en particulier devoir se séparer de ses parents, de son milieu familial si rassurant. Les problématiques de dépendance/indépendance et de lien/séparation sont au premier plan chez l'anorexique. En se focalisant sur la nourriture, elle a le sentiment d'être plus indépendante mais devient obsessionnelle: ces pensées viennent remplacer celles qu'elle devrait avoir sur la séparation d'avec sa famille, source d'angoisses intenses. Mais les idées obsédantes l'envahissent tant qu'elle n'est

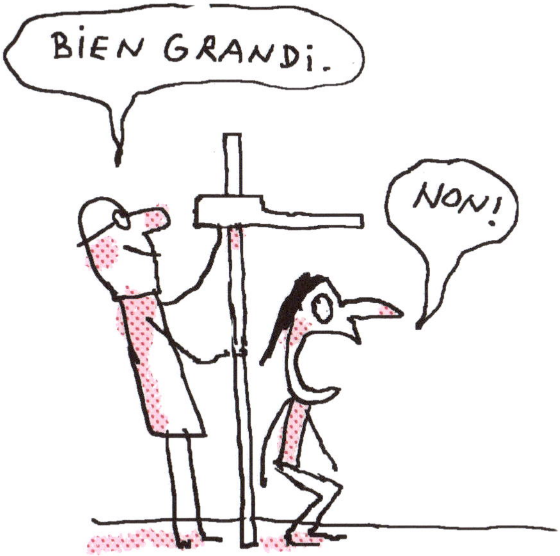

pas si libre et indépendante qu'elle l'imaginait… Elle n'est pas préparée à affronter cette étape de la vie, d'autant plus que l'adolescence est une période de remise en cause des valeurs familiales, des idées reçues, qui doit permettre à l'adolescent de se forger ses propres conceptions. On constate, dans les familles d'anorexiques, une valorisation de l'efficacité, de l'intellect, de la spiritualité, et une dévalorisation des pulsions ou instincts comme la sexualité. L'anorexique, dans ses débuts, a donc des chances d'être valorisée et soutenue par l'entourage, puisqu'elle se montre capable de contrôler ses pulsions et ses instincts de façon exemplaire, notamment par rapport à la nourriture et à la sexualité.

ON REMARQUE AUSSI dans certaines familles d'anorexiques une valorisation de la douceur, de la gentillesse, avec une difficulté à exprimer l'agressivité et à supporter les conflits. C'est pourquoi, avant que la maladie se révèle, ces familles sont perçues comme des familles modèles où tout se passe bien. Les parents de Blandine sont très doux, ils s'entendent bien, le père ne se fâche jamais à la maison. Le week-end, ils font des sorties en famille, organisent de merveilleux anniversaires pour leurs enfants avec tous leurs amis. Blandine est l'aînée. À 12 ans, elle commence à vouloir s'affirmer davantage. Mais dès qu'elle pique une petite crise, comme sortir de table avant la fin du repas, ses parents le prennent mal, même s'ils ne s'énervent pas : elle sent bien que cela les touche et déstabilise l'équilibre de la famille. Dans ces conditions, elle ne peut pas évacuer son agressivité. Pourtant, tous les adolescents ont besoin de l'exprimer, sinon ils se font dévorer de l'intérieur. Lorsqu'une anorexie se déclare dans une telle famille, vous pouvez imaginer que cela entraîne un grand remue-ménage, car l'anorexique est souvent très agressive, voire odieuse avec ses parents !

LA FAUTE AUX PARENTS?

BEAUCOUP DE PERSONNES rejettent la faute de la maladie sur les parents des anorexiques. La relation mère-fille est un thème délicat, surtout au moment de l'adolescence. Dans beaucoup de cas, la relation est très conflictuelle.

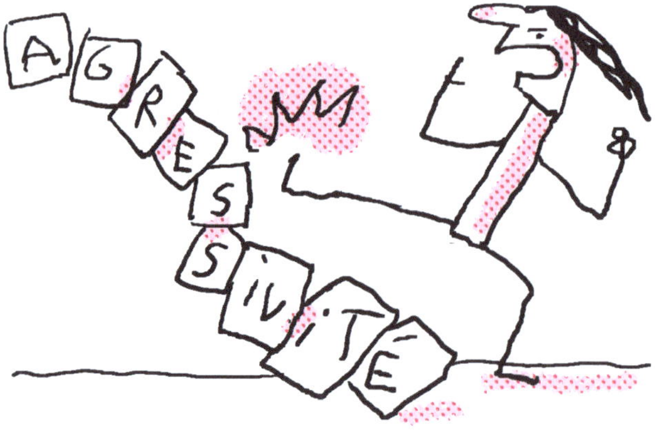

Comment l'acte le plus élémentaire devient une torture ?

Manger, c'est le geste le plus simple et le plus sain pour être bien dans sa tête et dans son corps. Pour l'anorexique, c'est comme s'il s'agissait d'escalader un mur immense et lisse. Elle se heurte chaque jour à cette façade qui la paralyse. Le refus alimentaire, loin d'être une grève de la faim, est une incapacité à établir un comportement normal face à la nourriture.

En fait, l'alimentation représente bien plus que la nourriture objective : se nourrir, ça signifie aussi approcher de l'âge adulte, prendre des responsabilités, avoir un corps de femme qui devra vivre sa sexualité, se séparer de ceux qu'elle aime le plus au monde (sa famille) pour créer sa propre famille. C'est tout son aspect symbolique qui rend l'acte de manger si angoissant.

La nourriture peut être utilisée pour ses vertus anxiolytiques (contre l'angoisse), ou antidépressives (avec le chocolat, par exemple). En effet, lorsque nous mangeons, nous canalisons notre énergie sur cette activité satisfaisante et nous pouvons oublier le stress pour un instant. Nous choisissons aussi nos aliments en fonction des sensations qu'ils provoquent : les aliments amers sont moins agréables, les sucrés plus attirants. En outre, la nourriture est un compagnon fidèle : lorsque vous vous sentez seul, vous pouvez toujours acheter quelque chose à manger, alors que les amis, eux, ne s'achètent pas !

Mais l'anorexique a justement un problème dans son rapport à la nourriture, c'est pourquoi nous avons du mal à la comprendre. Pour nous, manger semble évident et plaisant. Pour elle, le lien à l'alimentation s'est transformé de façon radicale. Le dialogue entre l'appétit et la satiété est devenu un conflit insoluble : elle s'interdit d'avoir faim et se sent mal lorsqu'elle mange, elle perd donc la capacité à écouter son propre corps qui se manifeste lorsqu'il a besoin de nourriture.

« JE NE SAIS PAS POURQUOI MA FILLE M'EN VEUT AUTANT. ELLE ME FAIT VIVRE UN ENFER PERMANENT. »

MÈRE D'ISABELLE.

L'adolescente commence à voir les failles de sa mère et ne manque pas de remuer le couteau dans la plaie. Cependant, on retrouve dans de nombreuses familles d'anorexiques une idéalisation réciproque entre la mère et la fille qui se trouvent parfaites ! Mais la fille tente le plus souvent de le cacher et s'oppose à sa mère de façon encore plus dure que les autres adolescents, car elle lui en veut d'être aussi parfaite et, elle se sent inférieure. Pourtant, Isabelle tient un discours élogieux sur sa mère. Comment égaler l'image de cette mère infaillible ? Être une femme signifie-t-il être parfaite, se sacrifier pour les autres, ne jamais montrer de sentiments ou de désirs propres ? L'adolescente anorexique a une image idéale de ce qu'elle devrait devenir et a l'impression qu'elle ne lui arrive pas à la cheville ! Elle se sent vraiment comme une moins-que-rien, même si elle a énormément de qualités.

DANS UN TEL CAS, il est important que les parents puissent montrer leurs faiblesses, cela les rend plus humains. Ils pensent que s'ils cachent les difficultés, ils tiendront le coup et pourront

« MA MÈRE, JE NE SAIS PAS COMMENT ELLE FAIT, MAIS ELLE TIENT TOUJOURS LE COUP ; QUOI QU'IL ARRIVE, ELLE GARDE LE SOURIRE, ELLE CONTINUE À S'OCCUPER DE LA MAISON, DE MA PETITE SŒUR. ELLE N'IRA JAMAIS SE PLAINDRE. POUR ELLE, C'EST NORMAL DE SE SACRIFIER POUR SES ENFANTS. »

ISABELLE, 12 ANS.

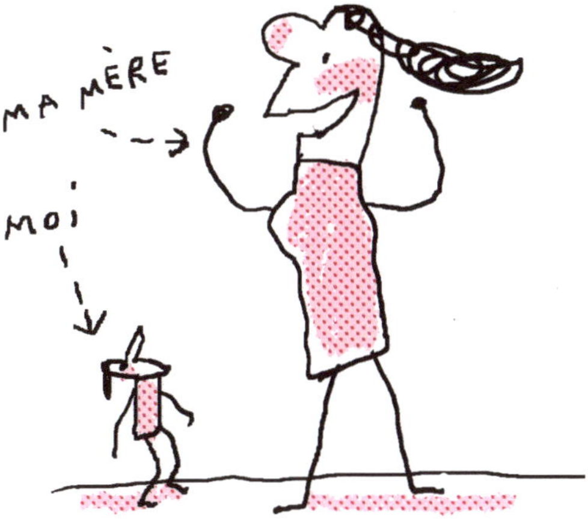

aider leur enfant. L'anorexique a besoin de voir, de comprendre que, dans la vie, on n'est pas obligé de tout réussir, de tout contrôler jusqu'à perdre le sens même de cette existence.

LA RELATION AU PÈRE n'est pas toujours simple. Il arrive qu'il fasse des remarques à sa fille sur son corps, sa manière de s'habiller, ce qui augmente le malaise de celle-ci au moment des modifications pubertaires. Il est préférable de parler de ce qui intéresse l'adolescente, de l'aider à élaborer des projets pour le week-end, les vacances… Trouver un terrain d'entente lié à un thème en particulier ou une activité artistique que vous pourriez réaliser ensemble. L'adolescente doit se sentir proche de ses parents, au sens où ils partagent des valeurs ou des intérêts communs, mais elle doit aussi sentir qu'elle devient progressivement plus autonome dans ses choix et ses projets.

PAR AILLEURS, certains adultes pensent qu'une séparation ou un divorce peuvent être la cause de l'anorexie. Or, bien que cela puisse être un facteur déclenchant une anorexie réactionnelle, si la maladie persiste, les causes sous-jacentes sont plus complexes qu'une simple réaction à un divorce. De plus, certaines ruptures surviennent seulement après le début de la maladie, en raison des perturbations qu'elle peut entraîner dans les relations familiales. Impossible de dire que l'anorexie est la faute de la mère ou celle du père tant les relations des anorexiques avec leurs parents sont toujours différentes. Il est important de préciser aux parents que montrer ses failles n'est pas un problème et peut être même très utile.

UN TRAUMATISME IMPORTANT?

DANS DE NOMBREUX CAS, on constate un événement déclencheur de l'anorexie: mort d'un proche, attouchements sexuels, déception amoureuse, remarques désobligeantes, viol... L'amaigrissement, dans ce dernier cas, serait une tentative pour purifier son corps souillé, éliminer toute trace, réparer le mal. L'anorexique refuse de faire entrer quelque chose dans son corps pour le protéger. Elle ne peut donc plus manger sans être dégoûtée et angoissée.

PARFOIS, ce sont des événements qui peuvent paraître insignifiants, mais qui ont une grande importance pour l'adolescente, comme des mots qu'elle a mal interprétés, ou le fait que sa meilleure amie soit allée dormir chez une autre. Ce «traumatisme» n'est pas la seule cause de l'anorexie, mais il entraîne le premier pas dans l'engrenage.

L'ÉVÉNEMENT DÉCLENCHEUR est donc ce qui pousse la jeune fille à entreprendre un régime, alors que le terrain est déjà favorable à la maladie: le caractère a commencé à se transformer, les modifications du corps et des sentiments propres à l'adolescence sont devenus source d'angoisse intense, et donc évités par tous les moyens. C'est pour cette raison que l'«événement» en lui-même n'est pas essentiel, il vient juste révéler quelque chose de latent.

ET LE MILIEU FAMILIAL DANS TOUT ÇA ?

CE QUI EST SÛR et compréhensible, c'est que les parents culpabilisent et que cela ne les aide pas à faire face à la situation. La mère de Lucie s'en veut. Elle est persuadée que si sa fille est anorexique, c'est parce qu'elle-même a souffert d'une dépression lors de la mort de sa propre mère. Elle a «lâché» sa fille qui semblait très autonome et capable de se débrouiller seule. Elle imagine que Lucie a dû manquer d'affection, qu'elle lui en veut sûrement de l'avoir laissé tomber et le lui fait payer indirectement par son anorexie. Les parents, qui observent avec un regard extérieur, pensent que leurs enfants ont été trop gâtés: «On ne leur refuse jamais rien.» Mais ces remarques interviennent alors même que la maladie a déjà commencé,

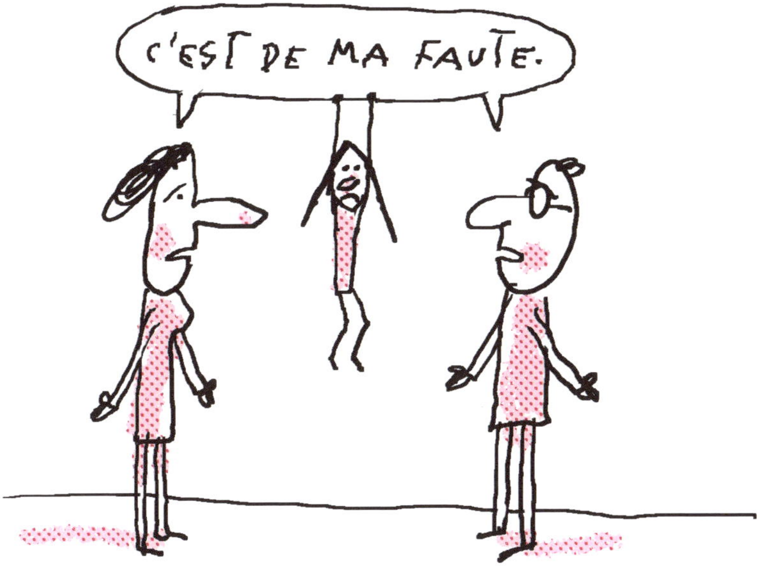

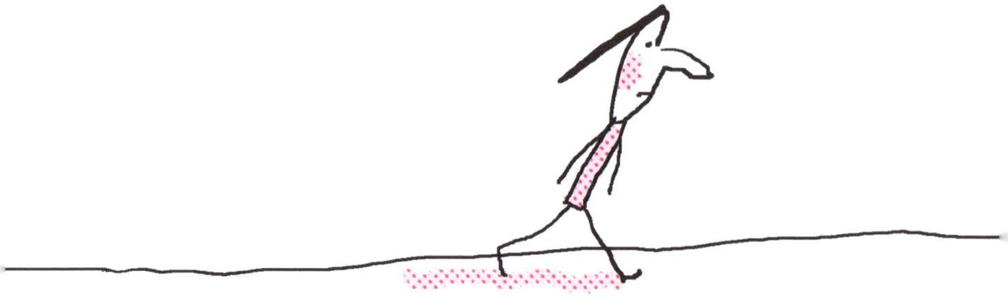

et les parents essaient de s'adapter à la situation. L'anorexie, encore une fois, ne découle pas d'une erreur d'éducation. D'ailleurs, dans une même famille, tous les enfants ne deviennent pas anorexiques. Au contraire, on remarque que les parents ont souvent fait de grands efforts pour traiter tous leurs enfants de la même manière. C'est peut-être de ce côté-là qu'il faut chercher une réponse, car tous les enfants ne demandent pas le même type de soin, d'attention, d'affection. Les enfants d'une même famille ont parfois des besoins très différents. Ainsi, les anorexiques n'ont pas toujours une place bien distincte au sein de leur famille, en tant que sujet ayant des besoins et des rythmes propres. La minceur devient alors un moyen d'attirer l'attention pour enfin trouver sa place.

QUANT AU FAIT de savoir si l'anorexie pourrait avoir des causes génétiques, jusqu'à ce jour, les recherches n'ont pas découvert de gènes particuliers favorisant cette maladie. En revanche, chez les vrais jumeaux, il y a plus de cas où les deux sont anorexiques que chez les faux jumeaux.

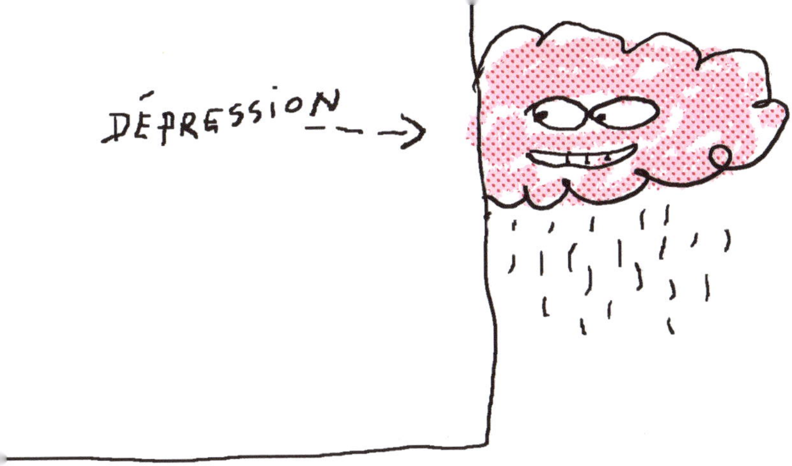

UNE DÉPRESSION MASQUÉE ?

ON PEUT ÉGALEMENT penser que c'est une maladie qui en cache une autre. L'anorexie comme moyen de lutter contre la dépression ? Pas sûr, les médicaments antidépresseurs ne produisent aucun effet sur l'anorexie.

EN REVANCHE, dans certaines phases de l'anorexie, la personne peut présenter des moments de désespoir profond (fatigue intense, absence de motivation, dégoût de la vie et de soi) qui ressemblent à la dépression lorsqu'elle passe dans une phase boulimique, par exemple, ou lorsqu'elle prend conscience de sa maladie sans parvenir à s'en sortir. Cependant, il ne s'agit pas d'une dépression à proprement parler, sauf quand l'anorexie apparaît secondairement à la dépression. Dans ce cas, les enjeux ne sont pas nécessairement les mêmes que pour l'anorexique, et il s'agira plutôt de traiter d'abord la dépression pour résoudre par la suite le trouble alimentaire.

ALORS À QUI LA FAUTE !?!?!?!

LES HYPOTHÈSES sur les causes de l'anorexie sont souvent source de caricatures, même si chacune offre sa part de vérité. L'essentiel à comprendre est que l'anorexie est une maladie au carrefour de nombreuses causes, liées à la fois à la personne, à son vécu, au contexte dans lequel son histoire s'insère et à la façon dont elle vit son adolescence. Les causes ne peuvent donc être comprises de manière linéaire, c'est-à-dire que tel élément provoquerait tel effet. L'entourage a un rôle important à jouer pour éviter que la situation n'empire, car les relations se tendent et certaines réactions accentuent l'isolement de l'anorexique ou sa dépendance.

Lorsqu'on a un enfant malade, on a davantage tendance à le surprotéger : les parents seront tentés de le considérer comme un enfant et même de se plier à ses quatre volontés.

LES REMARQUES sur l'alimentation, le poids et le corps peuvent accentuer l'isolement de l'anorexique, car elle se sent complètement incomprise. Même lorsque l'on croit faire de son mieux, on peut se tromper. Les mères disent souvent : « Je ne comprends pas, même quand je lui fais ses plats préférés, elle ne veut pas y goûter ! » Or, dans la logique de l'anorexique, il n'y a rien de pire que de se voir présenter son plat favori, car elle aura peur de perdre le contrôle de ses instincts. Elle a l'impression que si elle commence à en manger, elle ne pourra plus se retenir et va tout dévorer. Donc, plus elle est tentée, plus elle va se contrôler de manière rigide pour résister.

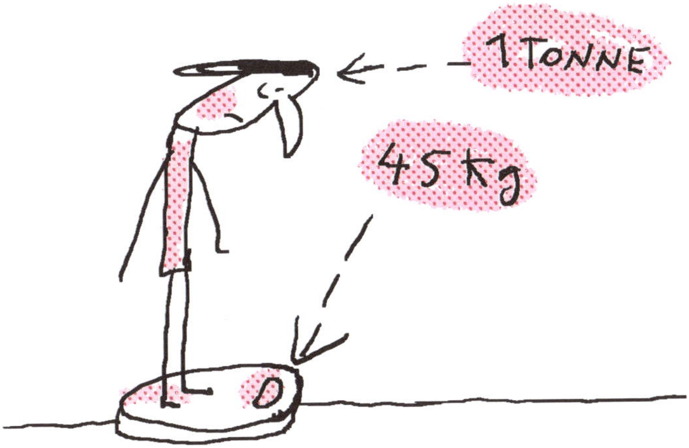

« TOUT A COMMENCÉ EN 4[E]. À CETTE ÉPOQUE, JE PESAIS 45 KILOS POUR 1,57 M. JE ME TROUVAIS TROP GROSSE, ALORS J'AI ENTREPRIS UN RÉGIME ET J'AI ATTEINT 36 KILOS. PLUS RIEN NE M'ARRÊTAIT, JE SUIS ENTRÉE DANS LE CERCLE VICIEUX : PLUS LE TEMPS PASSAIT, PLUS MON ESTOMAC SE RÉDUISAIT, ET MOINS IL POUVAIT SUPPORTER LA NOURRITURE. MES PARENTS SE SONT INQUIÉTÉS : JE NE MANGEAIS PRESQUE RIEN, JE TRIAIS TOUT CE QU'IL Y AVAIT DANS MON ASSIETTE, JE REFUSAIS DE MANGER LA MÊME CHOSE QUE LES AUTRES. ILS M'ONT OBLIGÉE À ALLER VOIR UN PSYCHIATRE. JE LUI AI DIT QUE J'AVAIS SIMPLEMENT SUIVI UN RÉGIME PARCE QUE LES GARÇONS TROUVAIENT QUE J'AVAIS DE GROSSES FESSES... MAIS C'EST DEVENU UNE OBSESSION. LE MÉDECIN A DIT QU'IL POURRAIT M'AIDER À ÊTRE PLUS LIBRE DANS LA TÊTE : JE ME POSE TROP DE QUESTIONS, JE N'ARRIVE PLUS À ÊTRE SPONTANÉE. JE SUIS TOUJOURS SOUS L'EMPRISE DE MÉDICAMENTS QUI M'AIDENT À DIGÉRER PLUS VITE. JE SAIS QUE C'EST DANGEREUX POUR LA SANTÉ, MAIS JE N'ARRIVE PAS À ARRÊTER. J'AI PEUR DE VOIR LE CHIFFRE MONTER SUR LA BALANCE... »

RAQUEL, 16 ANS.

III

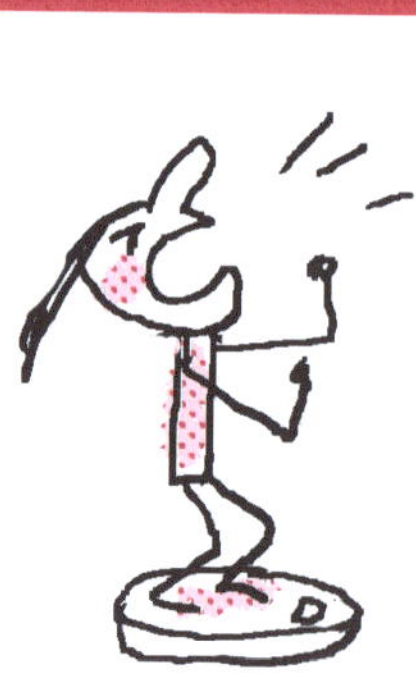

ON NE

RESTE PAS

LES BRAS

CROISÉS

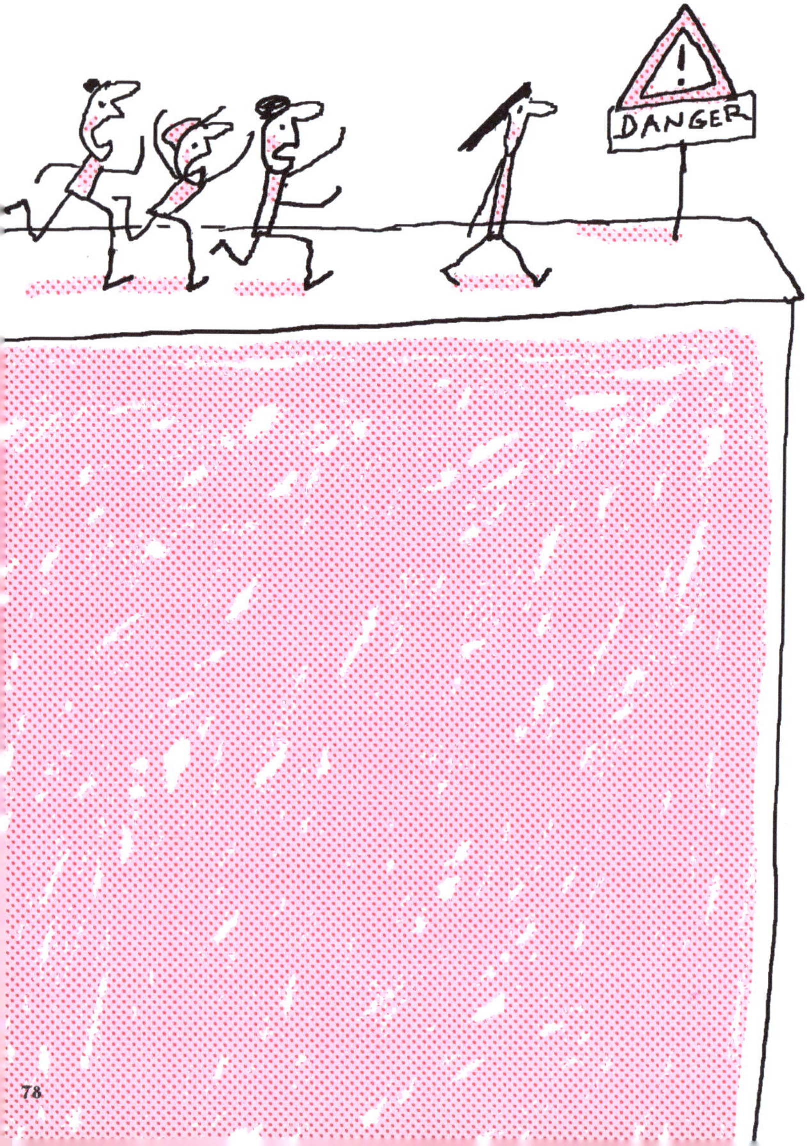
DANGER

PLAN D'ACTION

EN PARLER, C'EST VENIR EN AIDE À VOTRE AMIE, C'EST FAIRE CE QU'ELLE NE PEUT PLUS FAIRE : PRENDRE EN COMPTE LA SITUATION RÉELLE.

QUAND L'ANOREXIE s'est déclarée, elle devient un poison qui peut mener à la mort si on se réveille trop tard : mort par malnutrition, ou encore par suicide, car l'anorexique ne voit plus le bout du tunnel. Il faut à tout prix que vous réagissiez à temps pour l'aider : plus vous vous y prenez tôt, plus la tâche sera «facile», bien que l'affaire ne soit jamais simple. Il faut pouvoir aborder le problème sous de multiples angles. C'est pour cela que la prise en charge des anorexiques est complexe et qu'il s'agit d'un véritable travail d'équipe. Un médecin seul ne peut pas répondre à tout. Il faut rassembler un ensemble de spécialistes qui vont chacun s'occuper d'un point précis de la maladie.

ÇA URGE !

L'ANOREXIE est une maladie qui peut faire peur aux autres. Souvent les proches craignent, s'ils perturbent l'anorexique, que le problème ne fasse qu'empirer. Ils préfèrent ne rien faire, attendre, pleins d'angoisse. Pourtant, la dénutrition amène progressivement vers un état d'urgence. Il n'est plus possible d'attendre, il faut agir, et agir à la place de l'anorexique, car il est très rare que les personnes aillent d'elles-mêmes voir un médecin lorsqu'elles sont malades. L'anorexique est comme « possédée » par sa maladie. Il faudra parvenir à lui expliquer que vous comprenez ses difficultés, mais que le problème commence à la dépasser et qu'elle a besoin d'aide venant de l'extérieur, de quelqu'un qui pourra la comprendre et l'accompagner.

L'ANOREXIQUE EST COMME « POSSÉDÉE » PAR SA MALADIE.

ACTION

QUELLE QUE SOIT la phase dans laquelle se trouve la personne, la maladie constitue en elle-même une urgence, c'est-à-dire qu'il faut prévenir quelqu'un, alerter ou, tout au moins, proposer une visite chez un médecin. Car l'anorexique ne se rend compte de rien et souvent sa famille reste aveugle trop longtemps. Quant à l'urgence sur le plan physique, ce n'est pas à vous d'en juger, les médecins sont là pour ça : ils pourront prescrire les examens nécessaires, décider s'il faut l'hospitaliser immédiatement ou non. Votre rôle consiste à repérer les signes (vertiges, changement du caractère…) et à avertir. En faisant cela, certains d'entre vous auront peut-être le sentiment de la trahir. Mais se sortir de l'anorexie par soi-même, seule, est presque impossible, surtout si l'on n'est pas consciente de ce qui se passe, et l'aide d'un professionnel est essentielle. En parler, c'est venir en aide à votre amie, c'est faire ce qu'elle ne peut plus faire : prendre en compte la situation réelle. Les cas de guérison spontanée sont si rares qu'il vaut mieux ne pas risquer de voir l'anorexique s'enfoncer.

STRATÈGIE DE GROUPE

QUI AVERTIR ?
En premier lieu, un adulte en qui elle a confiance, même si ce n'est pas quelqu'un de sa famille, ni un médecin. Cela peut être sa marraine, son prof de piano, sa tante. Vous pouvez inviter cette personne à observer avec vous ce qui change, ce qui a l'air étrange, et lui proposer d'en parler avec la personne concernée pour voir si elle se sent bien, si elle a besoin

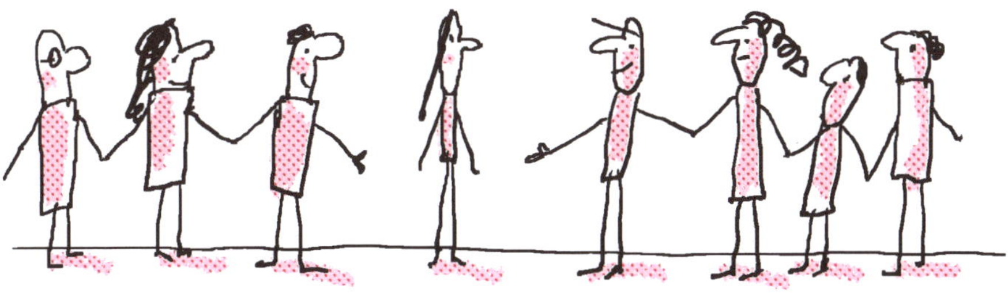

d'aide pour quelque chose. Ne vous focalisez surtout pas sur la nourriture, mais explorez vraiment les sentiments, ce que vit cette adolescente. L'adolescence est sans doute pour elle un fardeau trop lourd à porter, elle aura besoin de soutien et d'écoute.

SI VOUS NE SAVEZ PAS en qui elle a confiance, prévenez le médecin scolaire. Il faudra parfois insister, car, au début de l'anorexie, tout semble encore banal, et on pense que ça va passer tout seul. Peut-être aurez-vous à lui expliquer les signes que vous avez repérés pour en discuter. Il demandera à la voir en consultation pour poser un diagnostic. Il faut savoir de quelle pathologie il s'agit exactement, l'anorexie pouvant être confondue avec les symptômes de certains troubles physiologiques, comme les maladies inflammatoires du tube digestif, le diabète insipide, ou encore une tumeur touchant certaines parties du cerveau et qui entraînerait des troubles du comportement alimentaire.

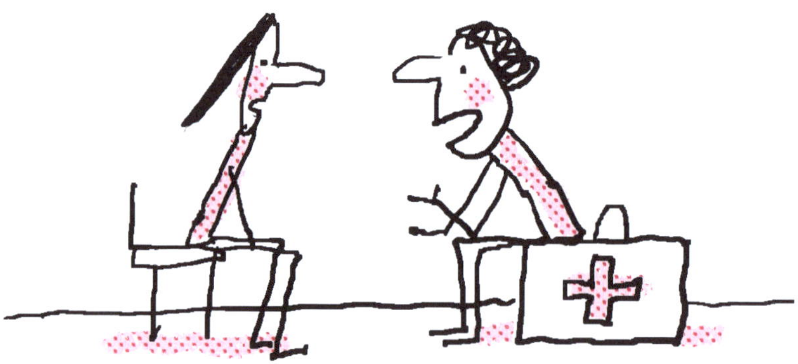

Santé: les risques physiques de la dénutrition

Le système immunitaire est affaibli, vous êtes donc plus vulnérable aux maladies.

- *Le manque d'éléments nutritionnels nécessaires peut entraîner un retard de croissance.*
- *Vos muscles fondent.*
- *Les vertiges sont fréquents, car les apports nutritionnels sont insuffisants.*
- *Vous avez des douleurs et des troubles intestinaux (ballonnements, ralentissement de la digestion, constipation), car tout le système physiologique est perturbé par le manque d'aliments. Le système digestif n'etant plus habitué à recevoir de la nourriture, il réagit parfois de façon violente en provoquant des douleurs intenses qui découragent de manger. C'est un cercle vicieux.*
- *Les extrémités de vos membres sont froides en raison d'une hypothermie due au manque d'apports caloriques. Le corps n'a plus de quoi se chauffer normalement et vous en souffrez.*
- *Maux de tête et insomnies se multiplient, car le fonctionnement de votre corps est perturbé dans son ensemble. Ainsi, toutes les grandes fonctions sont touchées, même le sommeil.*
- *Vos cheveux ternissent et tombent, vos dents se déchaussent, vos ongles sont abîmés et cassants, votre peau est desséchée à cause du manque de vitamines, de sels minéraux.*
- *Un petit duvet, appelé «lanugo», pousse sur tout votre corps. C'est une réaction que l'on observe dans les cas de dénutrition.*
- *Vous pouvez souffrir d'un dysfonctionnement cardiaque du fait d'un rétrécissement du muscle du cœur.*
- *Vos os sont fragilisés à cause d'une diminution de leur densité (ostéoporose), vous êtes plus sujette aux fractures.*

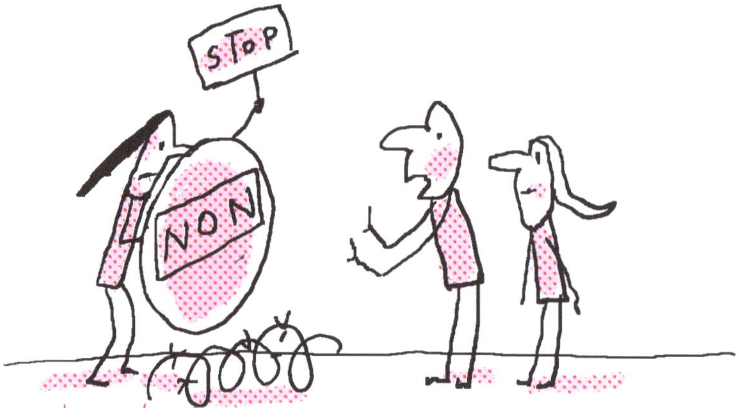

APPROCHE TOUT EN douceur

LA PREMIÈRE CONSULTATION chez le médecin est très importante, car l'anorexique est sur la défensive : il va falloir trouver une accroche pour qu'elle accepte de revenir. Elle est à l'affût de tous les jugements que l'on peut porter sur elle et n'hésitera pas à lancer les hostilités si elle se sent dérangée par le médecin. Si vous préférez, vous pouvez en parler à votre médecin généraliste qui vous conseillera sur la marche à suivre, ou appeler le médecin scolaire pour examiner la situation avec lui. Ce qui est important, c'est que l'anorexique puisse établir un rapport de confiance avec quelqu'un qui l'aidera à surmonter ses difficultés alimentaires et personnelles.

LE MÉDECIN POURRA décider de l'adresser à un spécialiste des troubles du comportement alimentaire : il lui donnera des conseils nutritionnels, il prévoira un travail psychologique et des examens complémentaires à faire pour juger la gravité de l'état de dénutrition. Il n'existe pas de poids minimal de sécurité,

Y a-t-il un médicament contre cette maladie ?

Il n'existe pas de médicament contre l'anorexie. Toutefois, des recherches récentes ont mis en évidence l'effet d'une protéine qui mime les effets de l'hormone de satiété. Cette protéine est fabriquée par des bactéries naturellement présentes dans la flore intestinale. Le stress aurait un effet d'activation de certaines protéines bactériennes qui, en retour, auraient un effet sur le cerveau, envoyant des signaux de satiété dans le cas de l'anorexie mentale. Ces découvertes offrent ainsi des perspectives complémentaires pour l'accompagnement des personnes souffrant de troubles des conduites alimentaires en proposant une action sur la flore intestinale.

cela dépend, par exemple, de la vitesse de l'amaigrissement et de la tolérance du corps. Le médecin définira des objectifs précis avec l'anorexique : où veut-on aller et par quel chemin ? Les choses doivent être établies très clairement, il ne faut pas craindre de dire la vérité sous prétexte de la protéger. Le médecin va également tenter d'établir avec elle un projet de soins qui ne nécessitera pas forcément une hospitalisation, mais qui demandera, en revanche, de respecter les règles posées. La patiente accepte généralement, par crainte de se faire hospitaliser si elle n'obéit pas. Dans ce cas, elle doit suivre certaines directives mais, souvent, elle triche ! Cependant, les anorexiques, qui décident de consulter parce qu'elles sentent que quelque chose ne va pas, sont plus à l'écoute des conseils donnés par le médecin. Pour Lætitia, il fut convenu qu'elle ne boirait plus qu'un litre d'eau par jour (au lieu de quatre !), qu'elle ne sauterait plus de repas et qu'elle réduirait ses horaires de sport de moitié. Un mois plus tard, elle a repris 5 kilos « sans trop d'efforts », simplement parce qu'elle a mangé un peu à chaque repas. « Comme ça, je n'ai pas dû aller à la clinique. Alors, ça valait bien le coup d'écouter quelques conseils. »

ON MET LES PARENTS dans le COUP ?

Anorexie et la boulimie

L'anorexie et la boulimie font partie d'une même famille de maladies que l'on nomme les troubles du comportement alimentaire (TCA).
Il existe des médecins et des services hospitaliers spécialisés dans ce type de pathologie.

LE SUJET EST DÉLICAT, c'est à vous de le sentir. Si vous connaissez bien la famille, vous pouvez essayer d'évoquer les changements et voir comment cela se passe à la maison. Dire que leur fille est anorexique risque de destabiliser les parents, car il est toujours très difficile d'entendre de la part d'une personne extérieure que leur enfant ne va pas bien. Ils tentent alors de se convaincre eux-mêmes qu'elle se porte à

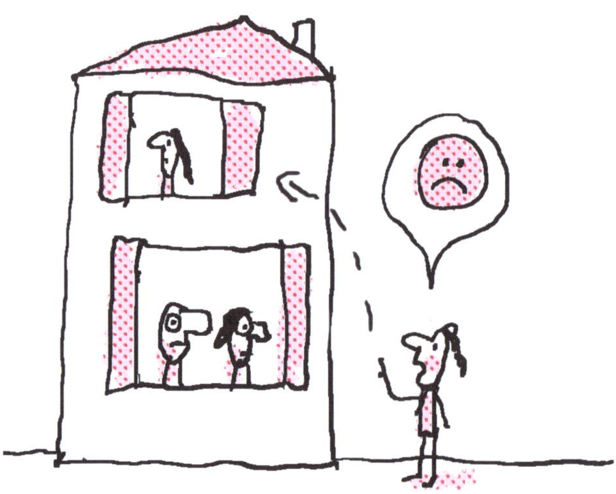

merveille en mettant en avant uniquement les points positifs. Ils vont vous dire qu'elle est bien dans sa peau et qu'il n'y a aucun souci à se faire ; bref, ils sont dans le déni, tout comme l'anorexique, car la maladie est trop difficile à accepter.
Il faudra un peu de temps et des personnes en qui la famille a confiance, le médecin scolaire, par exemple.

Remonter la pente

Quand un oiseau tombe du nid, il ne peut pas se mettre à voler tout de suite. Vous ne retrouverez pas immédiatement le plaisir de manger. Au début, ça sera douloureux, désagréable. Il faudra recommencer à petits pas, jamais d'un seul coup : ce serait dangereux pour le corps, puis ça vous dégoûterait aussitôt. En plus, lorsque l'on maintient son poids en dessous de la normale, l'activité de la lipoprotéine lipase (enzyme située dans les cellules adipeuses) est stimulée, ce qui entraîne une prise de poids plus rapide quand on recommence à manger normalement. Il faut donc retrouver lentement des comportements alimentaires adaptés, afin que cela vous soit plus facile. Les médecins sauront vous conseiller. N'oubliez pas que vous êtes fragile et qu'il faut remonter la pente lentement, à votre rythme. La reprise de poids ne signifie pas la guérison de la maladie, il faut aussi que les choses se remettent en place dans votre tête. Si vous commencez à avoir peur de maigrir de nouveau, c'est que vous êtes sur la bonne voie ! En revanche, si vous croyez que vous pourriez devenir obèse, c'est que vous avez encore un petit bout de chemin à parcourir… Quand on commence à s'en sortir, on se sent comme étrangère à soi-même, perdue, vulnérable. C'est la période la plus délicate. Ne refusez pas les mains tendues, car seule, c'est parfois trop dur.

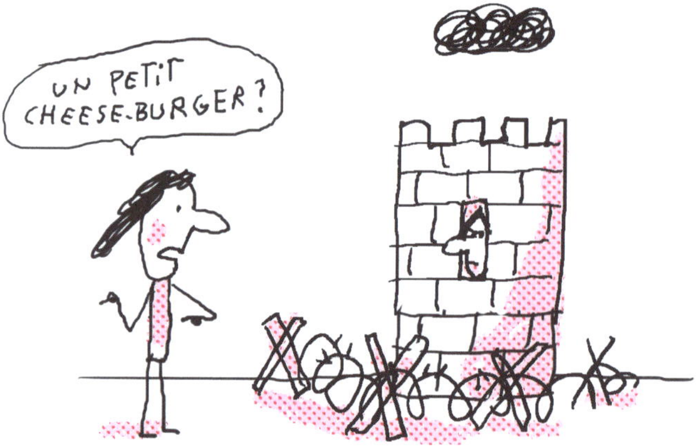

À MON FRÈRE,
« JE RÊVE DE M'ENVOLER,
D'ÊTRE DÉJÀ PARTIE...
MAIS APRÈS TOUT CE QUE
TU AS FAIT POUR MOI,
COMMENT POURRAIS-JE
T'ABANDONNER ?
DANS MA VIE, IL N'Y A QUE TOI,
MAIS CETTE VIE N'EST PAS DIGNE
DE TOI.
JE VOUDRAIS POUVOIR T'OFFRIR
UN MERVEILLEUX PARADIS,
TE CONSTRUIRE UN PAYS
OÙ ON POURRA ENFIN VIVRE
HEUREUX,
MAIN DANS LA MAIN,
TOUS LES DEUX. »

AMANDINE, 12 ANS.

ON RESTE *Zen*

COMMENT L'AIDER au quotidien ? Surtout, ne lui parlez pas de nourriture ! Intéressez-la à autre chose, évitez qu'elle ferme les portes et réduise son champ d'intérêt au sport et à l'alimentation. Ce n'est pas facile de rester l'amie d'une anorexique, elle fera tout pour que vous la laissiez tomber. Elle ne le fait pas vraiment exprès, mais elle tente

Ce qu'il faut faire

- Intéressez-vous à elle en tant que personne.
- Ne manifestez pas de préoccupations excessives par rapport à son poids.
- Ne la surprotégez pas.
- Montez ensemble des projets.
- Soyez patient, direct et franc.
- Contrebalancez le fonctionnement du « tout ou rien » en apportant un autre regard.
- Continuez à lui proposer des activités, des invitations, même si elle les refuse.

Ce qu'il faut éviter

- Lui demander si elle a bien mangé ce midi.
- Lui prouver qu'elle a maigri.
- Lui demander de vous rendre des comptes.
- Faire du chantage, c'est la rendre irresponsable.
- Lui en vouloir.
- Lui donner votre avis sur sa vie alors qu'elle ne vous a rien demandé.
- Établir un rapport de force.

d'« éliminer » les témoins de son changement. À force de faire souffrir les gens autour d'elle, elle se sent terriblement coupable et pense qu'elle ne mérite plus qu'on l'aime.

SI VOUS AVEZ LE COURAGE de continuer à l'aimer, sans céder à tous ses caprices, vous serez comme une petite lumière qui éclaire ses pas dans la tempête. Mais elle sera sans doute très ambivalente par rapport à vous car, en restant là, toujours fidèle, vous « remuez le couteau dans la plaie » ; elle s'estime nulle à côté de vous. De plus, quand on sent que l'on a trop besoin de quelqu'un, ce besoin devient une menace. Il faut donc essayer de trouver la bonne distance dans cette relation délicate, pour rendre tolérable la nourriture affective dont l'anorexique a besoin. C'est une situation très difficile à vivre des deux côtés. Pourtant, si quelqu'un pouvait s'intéresser à autre chose qu'à son tube digestif, cela éviterait qu'elle ne s'enferme dans un cercle vicieux où les seuls mots prononcés sont «Mange, tu ne peux pas nous faire ça !» et «Vous ne comprenez rien à rien!».

SI VOUS ÊTES LE FRÈRE ou la sœur d'une anorexique, vous devez tous les jours vous rappeler que vous êtes avant tout en face d'un frère ou d'une sœur comme vous-même. Il faut essayer de garder la même relation, avec ou sans maladie. Vous devez lui faire remarquer quand elle fait quelque chose qui ne vous plaît pas: elle pique vos habits dans le placard, elle emprunte toujours votre briquet et oublie de le rendre… Il ne faut surtout pas tout encaisser, au contraire, vous êtes bien mieux placé que vos parents pour lui dire que ça suffit, que vous vous en fichez de ses crises à table et que vous aimeriez manger tranquillement. Le fait que quelqu'un ose poser des limites à son comportement l'aide énormément. Sinon, elle a l'impression de maîtriser tout le monde. Elle neutralise l'entourage et, finalement, plus personne ne peut l'aider à contrôler ce qui lui échappe: sa maladie.

FAIRE DIVERSION

UN MOYEN D'AIDER l'anorexique est d'arriver à l'intéresser à quelque chose qu'elle peut apprendre

On y va MOLLO

SEULE, UNE ANOREXIQUE aura beaucoup de difficultés à s'en sortir. Même si l'anorexie est dite «mentale», il faut prendre en compte les caractéristiques physiques aussi bien que psychologiques. En dehors des médecins généralistes, il existe des structures et des spécialistes qui peuvent répondre aux attentes des malades sous différentes formes, sans toujours passer par une hospitalisation (fréquente dans les cas de maladie de longue durée).

QUAND L'ANOREXIQUE est en danger, elle doit bien évidemment être hospitalisée. Cette hospitalisation doit lui permettre de retrouver un poids suffisant pour reprendre une activité normale. Mais la reprise de poids seule n'est pas synonyme de guérison. La prise en charge doit être multiple, même à l'hôpital, et doit établir une collaboration étroite avec la famille, sinon, dès qu'elle rentrera chez elle, le problème va resurgir.

DANS UN PREMIER TEMPS, il s'agit surtout de reprendre du poids et de rétablir l'équilibre physiologique (combler les carences en potassium, en phosphore, en calcium…). Mais il ne faut pas croire que c'est plus facile qu'à la maison : elle cache la nourriture dans ses poches ou dans les rainures de la table pour éviter de manger les aliments qu'elle ne supporte pas ; elle boit de l'eau en cachette dès qu'elle peut. Les infirmières doivent la surveiller toute la journée, même quand elle va aux toilettes ou à la douche.

DANS UN SECOND TEMPS, des psychothérapies sont entamées pour effectuer un travail sur soi, pour mieux comprendre ce qui se joue à travers la maladie. Ces soins médicaux et psychologiques doivent être poursuivis après la sortie pour éviter la rechute. L'hospitalisation n'est donc pas un simple gavage, comme on a parfois tendance à le croire; elle permet de restaurer un état de santé satisfaisant, mais aussi de modifier des comportements perturbés, de rétablir une meilleure confiance en soi et de redonner la possibilité de nouer des relations.

EN SORTANT, la personne aura retrouvé des repères concernant les quantités alimentaires nécessaires pour le corps, les risques que comporte l'amaigrissement. Elle aura aussi rencontré des personnes qui vivent des difficultés similaires et se sentira mieux comprise dans sa souffrance. Pour la plupart, le plus difficile est de s'accepter dans un corps qui a changé en un temps assez court. Certaines filles sortent avec un poids qu'elles n'avaient jamais atteint de leur vie ! C'est bien leur poids normal, mais le choc arrive quand il faut renouveler toute la garde-robe !

POUR LA SORTIE, il faut donc avoir acquis une certaine solidité intérieure pour affronter au mieux ces différentes étapes. Le suivi thérapeutique sera alors une aide importante. Afin que les parents ou l'entourage puissent accompagner la jeune fille dans son cheminement, des groupes d'information et de parole sont proposés : on y aborde toutes les questions concernant l'anorexie et la boulimie, et on trouve des pistes pour se sortir de situations difficiles, notamment au sujet des

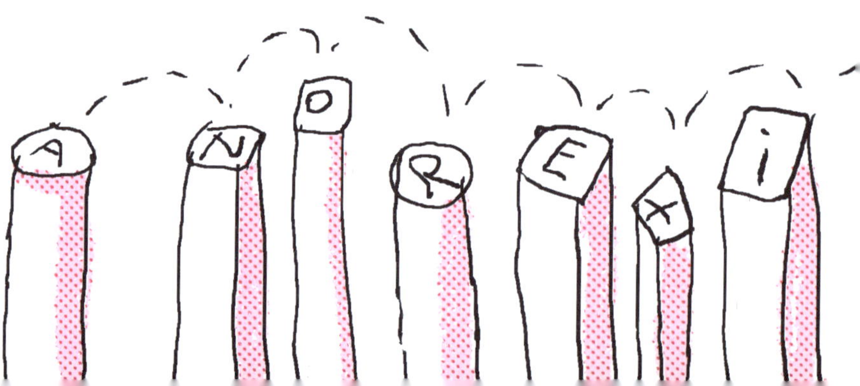

relations. Pour les anorexiques, des thérapies individuelles, familiales ou de groupe sont proposées (voir pp. 108-109).

PARMI LES PSYCHOTHÉRAPIES individuelles proposées, on trouve les psychothérapies «cognitivo-comportementales», celles qui travaillent à la fois sur le comportement et sur le fonctionnement de pensée, et les psychothérapies d'«inspiration analytique», où l'accent est mis sur la recherche de causes du trouble alimentaire. Les thérapies comportementales visent à diminuer les comportements inadaptés vis-à-vis de l'alimentation (restriction, angoisse devant l'assiette, stratégies de contrôle de poids…) et à instaurer de nouvelles attitudes plus souples, plus justes.

Thérapie familiale

Pour les adolescentes en début d'anorexie (moins de trois ans de maladie), celle-ci est la plus efficace pour s'en sortir, car l'attitude de leur entourage ainsi que la réorganisation des rôles et la redistribution des responsabilités au sein de la famille peuvent énormément aider au rétablissement de la personne. Après 18 ans, on conseille plutôt les thérapies individuelles cognitives ou comportementales, qui demandent une plus grande réflexion sur soi, un travail approfondi sur la façon d'appréhender la vie et les épreuves qu'elle vous réserve.

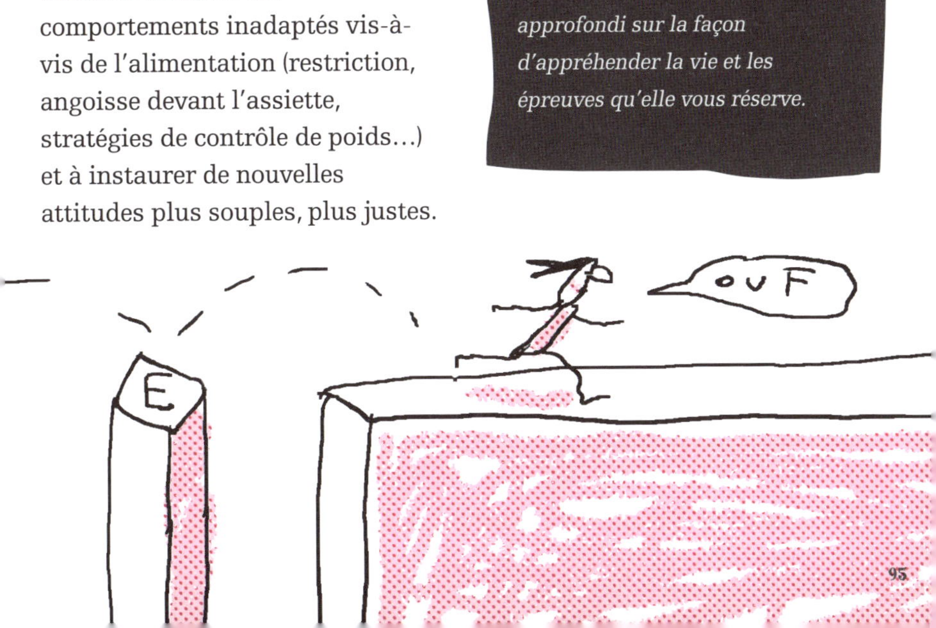

Ce type de thérapie permet aussi de travailler la confiance en soi et les capacités à s'affirmer face aux autres, à s'exprimer sans crainte. Plus récemment, de nouvelles approches thérapeutiques efficaces ont été développées pour les personnes atteintes de troubles des conduites alimentaires.

PARMI LES THÉRAPIES EFFICACES pour les personnes atteintes d'anorexie, on compte la thérapie d'acceptation et d'engagement (ACT). Cette approche vise un travail spécifiquement sur le développement d'une plus grande flexibilité mentale et un travail en lien avec les valeurs,

Hospitalisation : le contrat

L'hospitalisation des anorexiques fonctionne sous forme de contrat. Pour chaque étape (de trois à quatre semaines), les soignants et l'anorexique vont décider d'objectifs à atteindre et de récompenses s'ils sont effectivement atteints (une visite, une sortie, une activité supplémentaire) et vont signer un contrat. Tant que l'anorexique n'aura pas rempli les conditions posées dans ce contrat (par exemple : reprise de 5 kilos, diminution de la consommation d'eau…), elle ne pourra pas passer à la phase suivante. C'est un peu comme la carotte et le bâton, mais quand une personne pèse 35 kilos pour 1,70 m, elle n'a pas vraiment le choix ! Ce système a été mis en place parce que le « fonctionnement anorexique » (comportement face à la nourriture, au corps, aux personnes…) est souvent installé depuis plusieurs années et qu'il est difficile d'en sortir. Ce système de contrainte sert à aider la personne à changer par des moyens extérieurs. Mais si cette démarche n'est pas accompagnée d'un travail intérieur, d'une psychothérapie, le risque est fort que l'anorexique répète son comportement à sa sortie de l'hôpital. Il est donc essentiel de combiner différentes façons d'aborder le problème, car cette maladie est complexe.

ce qui est le cas dans les débuts de l'anorexie. Le travail en atelier peut même les aider à prendre conscience de ce qu'elles vivent et leur donner envie de changer.

L'ANOREXIQUE SE MONTRE SOUVENT EXTRÊMEMENT INVENTIVE AFIN DE METTRE EN ÉCHEC SON ENTOURAGE ET SON MÉDECIN !

LES THÉRAPIES, appelées psycho-corporelles, s'adressent à la fois au corps et à l'esprit. Elles permettent à la personne de prendre conscience de son corps, de ses sensations, de ses besoins, afin d'adapter son mode de vie de façon équilibrée, et de réaliser comment corps et esprit forment un ensemble. C'est important pour les anorexiques qui ont déconnecté le lien corps-esprit et qui ont enfoui leurs émotions au plus profond d'elles-mêmes. Par la relaxation ou d'autres exercices corporels, elles se rapprocheront de ce qu'elles vivent vraiment. La thérapie Vittoz semble particulièrement adaptée à l'anorexie : elle propose des exercices et des outils dont la personne peut se servir au jour le jour. Par exemple, des exercices pour apprendre

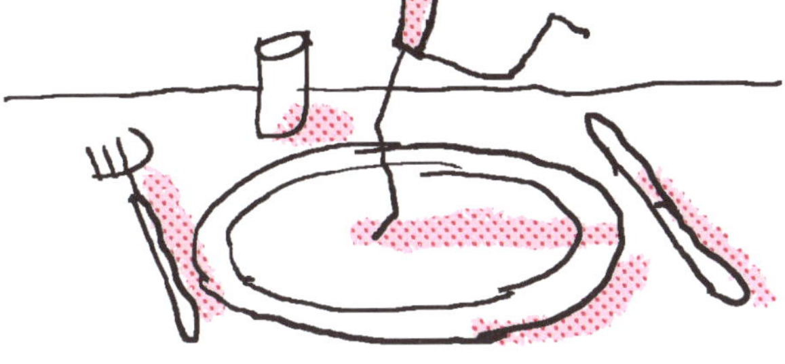

à se concentrer de nouveau, d'autres pratiques visent à mieux percevoir ses sensations et à comprendre pourquoi elles sont utiles. En développant une meilleure écoute de son corps, cela permet d'apporter de meilleures réponses aux sensations de mal-être ou de malaise que l'on peut avoir. Les pratiques, qui favorisent une meilleure attention au moment présent, développent une meilleure confiance en soi. On est moins méfiant par rapport à son corps qui devient un allié, nous permettant d'avancer dans la direction que l'on souhaite dans la vie.

ÉVITER L'HOSPITALISATION, c'est éviter des expériences douloureuses pour l'anorexique et pour sa famille qui vivent de longues séparations. Si la maladie est détectée assez tôt, les anorexiques seront prises en charge tout en restant chez elles. Souvent, lorsqu'on leur demande de consulter un thérapeute ou un médecin, elles commencent par se faire maigrir de plus belle pour bien montrer à leurs parents que c'est totalement inutile et que la situation ne fait qu'empirer. Les parents cèdent la plupart du temps, en pensant, effectivement, que la prise en charge n'apporte rien à leur enfant. S'ils insistent, l'anorexique fera tout pour les mettre en conflit et pour prendre le contrôle de la situation. Il est donc essentiel que les adultes travaillent de façon cohérente, et en suivant les mêmes objectifs.

S'en SORTIR C'EST POSSIBLE

L'ANOREXIE est d'abord l'expression d'une souffrance. Elle ne se guérit donc pas du jour au lendemain, mais

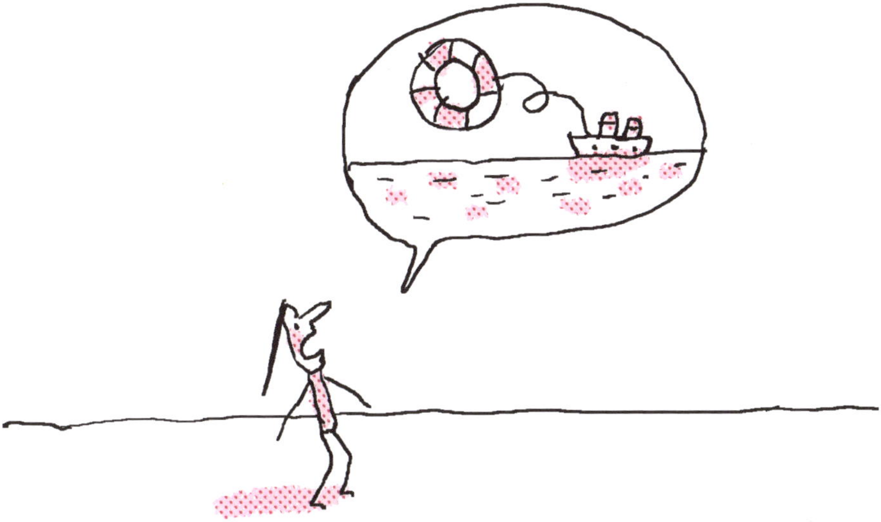

nécessite un travail sur soi pour mieux s'accepter et prendre confiance en soi, en les autres, en la vie en général. Souvent, c'est lorsque l'anorexique semble être au plus bas qu'elle finit par lancer un appel à l'aide; elle prend conscience qu'elle ne parvient pas à rétablir la situation par elle-même et accepte de se confier et de se faire accompagner. C'est déjà un grand pas vers la guérison.

LE DÉCLIC SALVATEUR

L'ANOREXIQUE, après quelques mois ou plutôt quelques années, tremble, fond et se consume. La vie disparaît là où, justement, elle croyait l'avoir trouvée.

La souffrance revient, plus froide et terrifiante qu'avant, avec son cortège de sentiments déchirants : solitude, impuissance, désespoir, haine. C'est le signe de la fin, la fête s'achève, une claque en pleine figure, la chute libre… Elle s'écroule à vos pieds, tombée des étoiles, son corps est décharné, son cœur meurtri. Au bout d'un moment, elle ne peut plus nier les souffrances de son corps. Elle prend enfin conscience de ce qu'elle est en train de vivre. Mais quelle va être sa réaction ? Va-t-elle mourir, ou est-ce enfin le retour parmi nous ?

SOUVENT, près d'un point de non-retour, c'est le déclic. Tout à coup, quelque chose la touche, transperce les couches d'insensibilisation, comme une flèche qui va droit au cœur. C'est douloureux, mais le circuit se remet en marche. Le coup a permis de rétablir la jonction corps-esprit. Quelle surprise ! Elle menait une guerre dont elle avait perdu le sens et voilà qu'elle en réchappe. Pourtant, elle n'est pas parvenue à la fin de ses épreuves. À présent, il faut tout reconstruire et, pour cela, il faut de l'aide. C'est là qu'elle peut décider de voir un médecin, un psychologue, une association où elle pourra rencontrer d'anciennes anorexiques pour poser toutes les questions qui se bousculent dans sa tête.

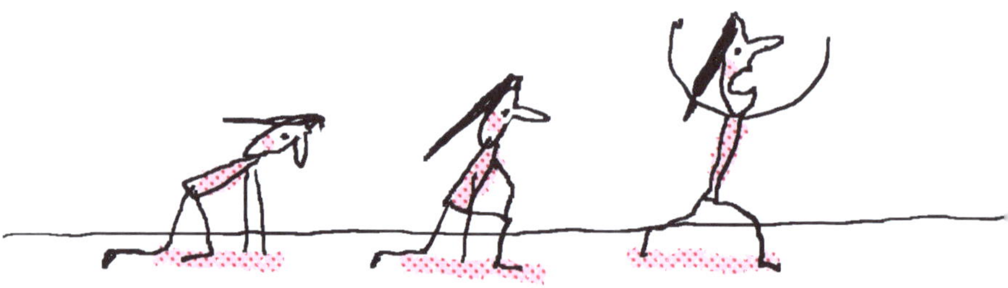

ON RESPIRE On souffle ON TIENT BON

LORSQUE LE MÉDECIN voit une anorexique pour la première fois, il lui est difficile de prédire son évolution. Plusieurs années sont souvent nécessaires avant d'entrevoir la guérison de l'anorexie. Il faut vous faire à l'idée que ce n'est pas une maladie qui disparaît vite et bien. Il s'agit toujours d'histoires longues.

LA MÈRE D'ANAÏS vient consulter le psychiatre à l'hôpital où sa fille est soignée. « Je ne comprends pas, ça fait deux mois que ma fille est hospitalisée et elle a pris à peine 8 kilos. En plus, elle est odieuse avec moi. J'ai l'impression que c'est encore pire qu'avant. Alors, j'aime autant essayer de la soigner à la maison ! » Anaïs était très dénutrie lorsqu'elle est arrivée à l'hôpital : 34 kilos pour 1,68 m. Elle a pris l'habitude de ne plus manger que quelques bouchées par jour et doit donc reprendre du poids très lentement, sinon ce serait dangereux. L'hospitalisation est toujours un passage difficile, et les jeunes réagissent parfois violemment quand les

L'IMC

Pour savoir si vous avez un poids normal par rapport à votre taille, vous pouvez calculer votre Indice de masse corporelle (ou Body Mass Index) : poids en kilos / taille en mètres carrés. Il devrait être égal à 20. Chez les anorexiques, l'IMC est bien inférieur (au-dessous de 18) et, chez les personnes obèses, il est largement supérieur. Cet indice permet d'avoir une idée de la gravité du cas. Au-dessous de 14, il y a danger de mort.

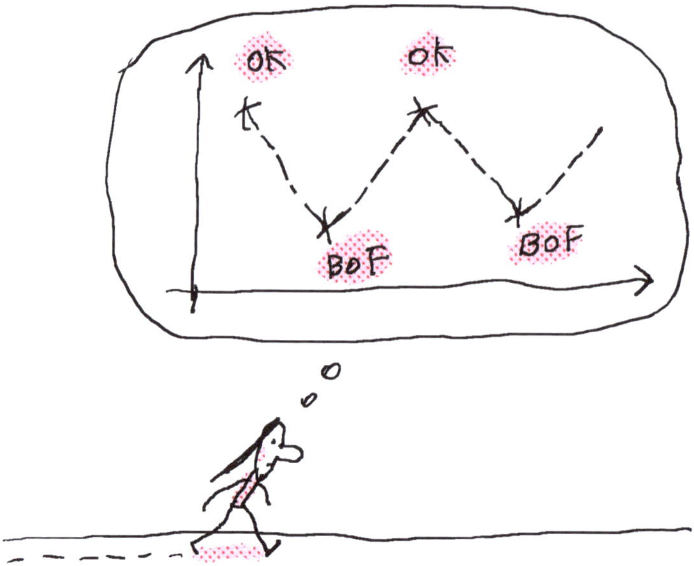

parents leur rendent visite. Pourtant, cela ne signifie pas qu'elles sont sur une pente descendante. Au contraire, les oppositions et conflits ouverts peuvent être le signe qu'elles expriment quelque chose qu'elles ressentent de l'intérieur et qu'elles n'arrivaient pas à exprimer avant.

DANS LES TENTATIVES de guérison d'anorexie, toutes les évolutions sont possibles, et les histoires sont très variées. Vous rencontrerez des parcours pleins de hauts et de bas. Tout dépend des facteurs-pronostics, c'est-à-dire des facteurs concernant l'évolution plus ou moins favorable de la maladie. Les rechutes sont fréquentes, mais, avec une prise en charge adaptée (suivi médical et psychologique), on observe une normalisation du poids en deux ans dans la moitié des cas.

CE QUI EST RASSURANT, c'est qu'il y a toujours un espoir pour qu'un anorexique s'en sorte. Si on prend en compte les critères diagnostiques de l'anorexie (les trois A : Anorexie, Amaigrissement, Aménorrhée), on observe 50 % de cas de guérison totale. Les autres s'adaptent pour la plupart à la vie normale, avec une profession, une famille, une vie relationnelle satisfaisante, tout en gardant une certaine fragilité sur le plan de l'alimentation dans les moments difficiles. Lorsque survient une étape compliquée à franchir (le départ des enfants) ou un événement douloureux (décès, divorce), le trouble alimentaire peut resurgir de façon temporaire. C'est leur manière de se défendre contre l'angoisse, la tristesse, d'éviter de s'effondrer. D'autres personnes noient leur chagrin dans l'alcool, ou sombrent dans la dépression. Chacun a sa façon de réagir dans les moments délicats.

Facteurs favorables à une bonne évolution

- Début à l'adolescence.
- Anorexie à la suite d'un événement traumatique (viol, décès, séparation…).
- Reconnaissance de la sensation de faim et d'une certaine souffrance psychologique.
- Collaboration de la famille dans la prise en charge thérapeutique.

Facteurs plutôt défavorables à une bonne évolution

- Début prépubère (avant 12 ans).
- Apparition lente et sournoise, installation dans un comportement de plus en plus ritualisé, figé.
- Déni massif de la maladie (n'a pas conscience d'être malade).
- Aucune remise en cause du système familial qui alimente le cercle vicieux.

CONCLUSION

CE LIVRE vous aura permis, espérons-le, de saisir les mécanismes et les enjeux principaux de l'anorexie. Ainsi, vous pourrez expliquer autour de vous que les anorexiques ne cherchent pas à se laisser mourir en refusant de s'alimenter, mais que, avec la passion d'un adolescent, elles (ils) se lancent dans un parcours dont elles ignorent les conséquences. Bientôt, elles en oublient également les objectifs ; leur comportement devient alors absurde, indéchiffrable, à la fois pour elles et leur entourage.

BIEN SÛR, tous les anorexiques ne se ressemblent pas. Pourtant, une fois la maladie installée, on retrouve presque toujours les mêmes caractéristiques et, surtout, ce paradoxe de croire qu'on accède à la véritable vie en niant tout ce qui en fait partie : le corps, les relations, les émotions.

LA VIE N'EST PAS du côté de la maîtrise, mais de la créativité. Être dans la maîtrise peut entraîner une rigidité des comportements ; la personne se sclérose dans un fonctionnement qui ne lui

« JE VOUS ENVOIE UN MOT D'ESPOIR, UN OISEAU BLEU COMME LE CIEL LIBÉRÉ DE TOUS SES NUAGES. JE VOUS ENVOIE MA FOI EN VOUS, EN MOI, EN TOUT ÊTRE HUMAIN, CAR CHACUN, SI LOURDE SOIT SA SOUFFRANCE, PEUT S'EN SORTIR UN JOUR. APPUYEZ-VOUS SUR LA VIE QUI EST ENCORE EN VOUS ET TENDEZ LA MAIN POUR QU'ON VOUS AIDE À VOUS RELEVER. AUJOURD'HUI, J'AIME LA VIE. SOIGNEZ-LA BIEN, ELLE EN VAUT LA PEINE. »

EMELINE, 24 ANS.

permet plus de s'épanouir. Ainsi, même s'il est important pour un adolescent de maîtriser une activité particulière, il faut toujours penser à laisser un espace pour l'expression de la créativité. Pour guérir de l'anorexie, il faut arriver à lâcher prise, à se laisser vivre un peu plus. C'est dans ce sens que vous pourrez l'aider. Redonnez-lui le goût des petites choses de la vie, des activités qui peuvent lui sembler futiles, comme le dessin. Et surtout, faites-vous aider, car l'anorexie détruit tout sur son passage !

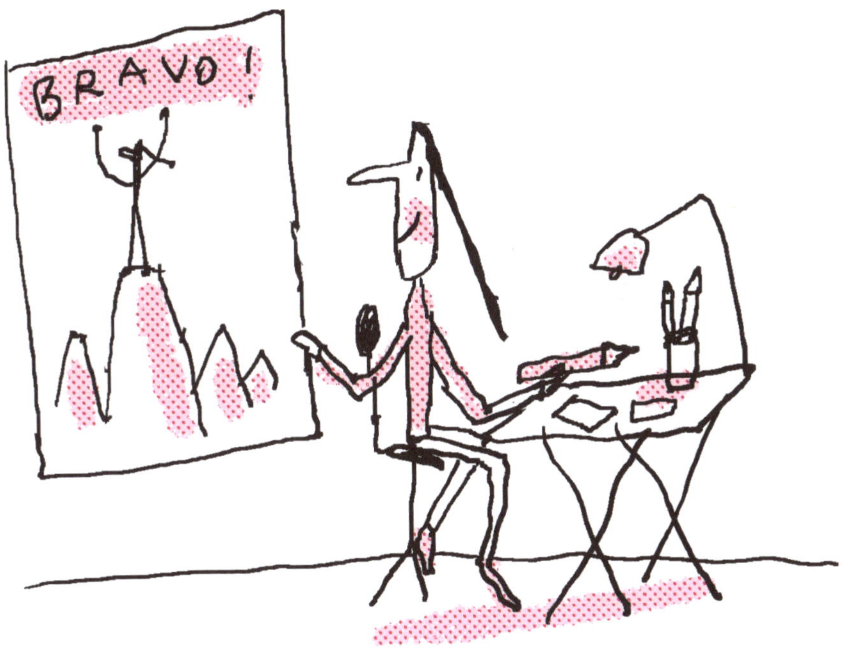

ANNEXES

Centre hospitalier Robert-Debré,
Service de psychopathologie de l'enfant et de l'adolescent.
Tél.: 01 40 03 22 63

Institut mutualiste Montsouris
service pour les troubles de l'adolescence.
Tél.: 01 56 61 69 23

Clinique des maladies mentales et de l'encéphale (Sainte-Anne):
service de prise en charge des personnes atteintes de troubles alimentaires.
Groupes de parole pour les familles et les proches d'anorexiques et de boulimiques.
Tél.: 01 45 65 83 67

Centre hospitalier de la Pitié-Salpêtrière
Tél.: 01 42 16 23 63

Fédération nationale des associations de TCA Pour savoir où consulter dans votre région : www.fna-tca.fr

Fédération française anorexie boulimie
(anciennement AFDAS-TCA)
www.anorexieboulimie-afdas.fr

Centres référents TCA
Il existe des centres référents TCA dans les hôpitaux en région.
www.chu-grenoble-fr

Associations de professionnels et de bénévoles
ENDAT: www.endat.org
Association Autrement:
www.anorexie-et-boulimie.fr
GEFAB: www.asso.gefab.free.fr

Associations de patients et proches
Elles proposent des rencontres, échanges, ateliers, comme l'association **Enfine:**
www.enfine.com

Associations de psychothérapeutes et d'approches psychocorporelles
AFTCC: www.aftcc.org

Association pour le développement de la Mindfulness:
www.association-mindfulness.org
Association Vittoz IRDC:
www.vittoz-irdc.net

Lectures conseillées

Histoires sans faim
Troubles du comportement alimentaire : anorexie, boulimie.
J. Maillet. Desclée de Brouwer, 1996.

Comment sortir de l'anorexie ? Et retrouver le plaisir de vivre
Y. Simon, F. Nef, Odile Jacob, 2002.

Aider vos proches à surmonter l'anorexie
C. Calippe, J. Palazzolo, Hachette Pratique, 2006.

Les troubles du comportement alimentaire
R. Shankland, Dunod, 2016.

Faire face à l'anorexie
A. Perroud, Retz. 2009.

50 exercices pour sortir de l'anorexie
S. Cook-Darzens et C. Doyen, Odile Jacob, 2008.

Livres-témoignages d'anorexiques

Anorexie, ennemie sans visage. Pour l'amour de Vanessa
G. Bolle, Fayard, 2000.

Jours sans faim
L. Delvig, Grasset, 2001.

Anorexie. La quête du vide et de la transparence
V. Pierre, L'Harmattan, 2000.

Journal sans faim
R. Bertin, Rageot, 2000.

Piégée. Mémoires d'une anorexique
M. Hornbacher, Pocket, 2000.

L'Enfant plume
J. Teisson, Chèvre-feuille étoilée, 2015.

Anorexie et boulimie : journal intime d'une reconstruction
V. Pazalle, Ed. Dangles, 2005.

Anorexie et boulimie : surmonter un problème alimentaire
B. Moe, Logiques, 2002.

Lâcher prise, c'est vivre
S. Revol, Publishroom, 2017.

RETROUVEZ LES autres LIVRES de la collection PLUS D'OXYGÈNE DANS toutes LES LIBRAIRIES

Une collection illustrée par
JACQUES AZAM

Ado blues
Michel Piquemal

Agir rend heureux
Anne Jankéliowitch

Adoption : les ados racontent
Anne Lanchon

Cannabis, on en parle ?
David Pouilloux

Collège, le grand jeu d'orientation
Michaëla Bobasch

Déstresse
Gilles Diederichs

Être moi, mode d'emploi
Marie-José Auderset

Grandir, un défi de taille
Léa Juliet

J'ose pas dire non !
Christine Laouénan

La drogue non merci
Pierre Mezinski

La puberté, c'est génial (ou presque) !
Brigitte Bègue

Les religions, mode d'emploi
Marion Gillot

Les amis, c'est sacré !
Odile Amblard

Love, mode d'emploi
Françoise de Guibert
Laurence Schaack

Planète Filles
Moka

Questions intimes, rien que pour les filles
Sylvie Sargueil

Sexualité, ze big question
Magali Clausener

Tout sur le zizi
Sylvie Sargueil

Travailler mieux pour bosser moins
Myriam Germain-Thiant

Trop bien la 6e
Sophie Bresdin

Une mère, comment ça aime ?
Susie Morgenstern